# 車いすで旅に出よう!

脳幹部出血をのりこえて

佐藤俊彦

風媒社

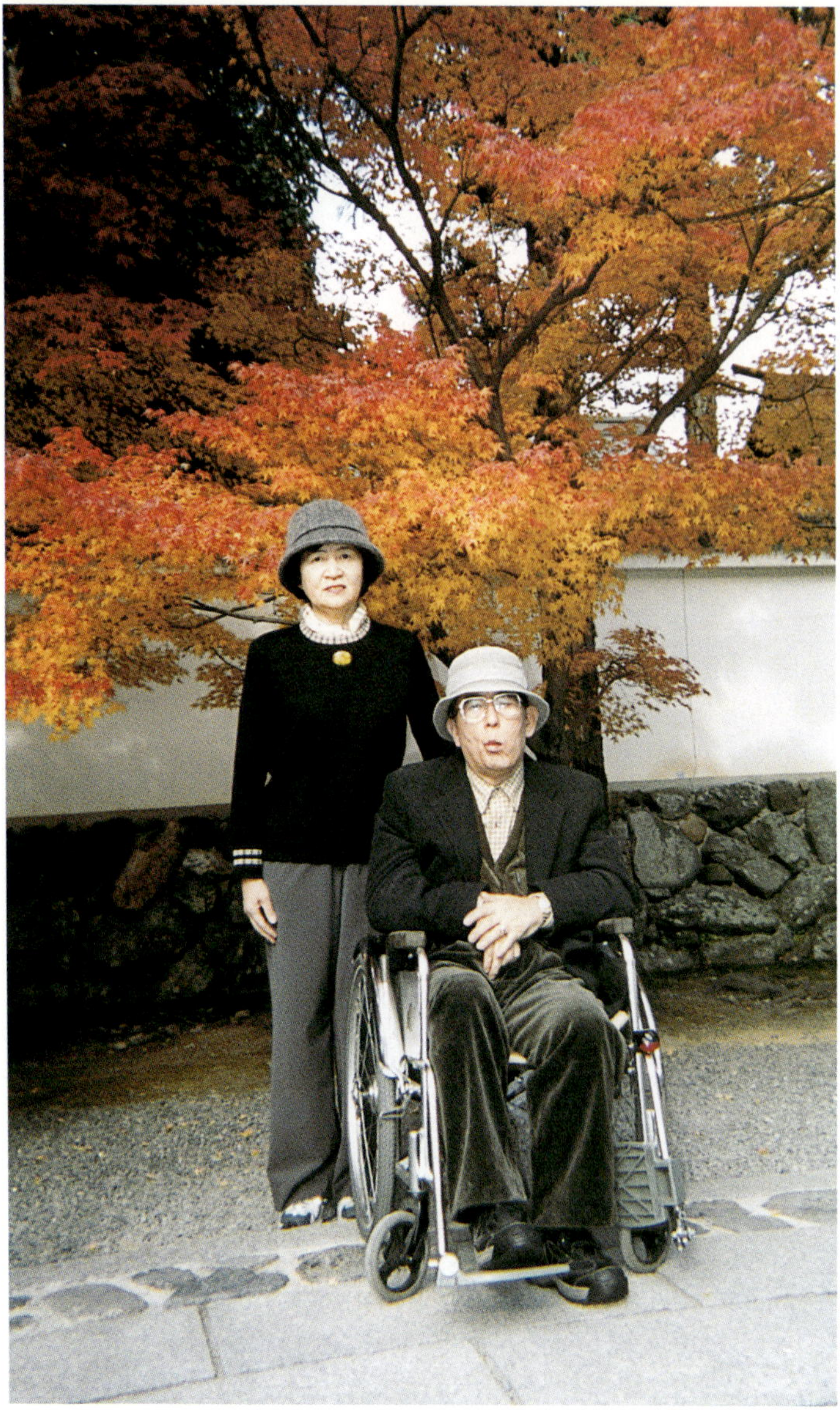

赤と黄が入り混じる紅葉が美しい京都・天龍寺にて（01・11・15）

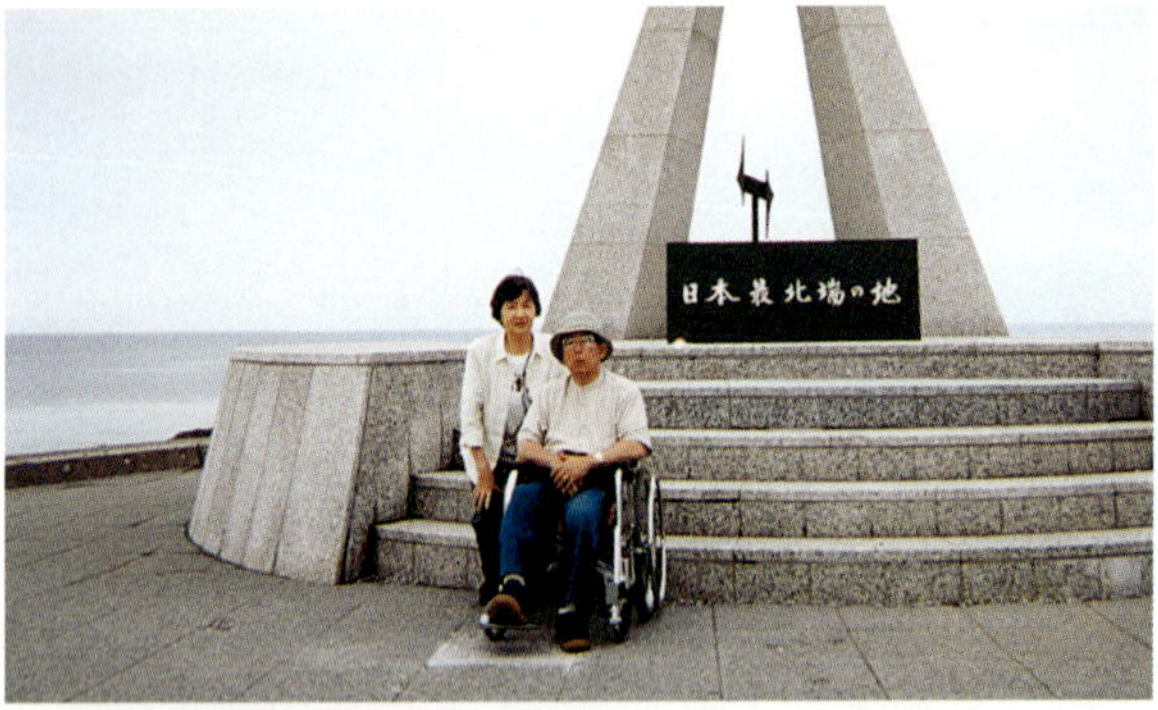


日本最北端の地、北海道・宗谷岬にて（01・6・29）

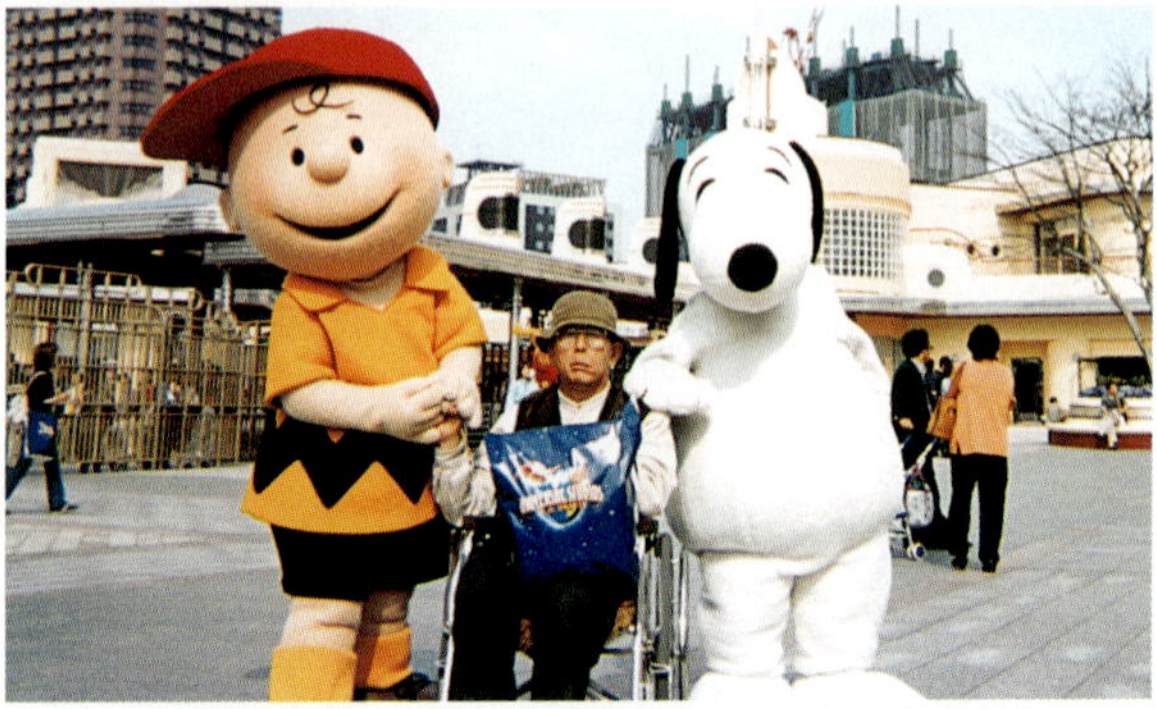

大阪・ユニバーサル・スタジオ・ジャパンにて（01・4・8）

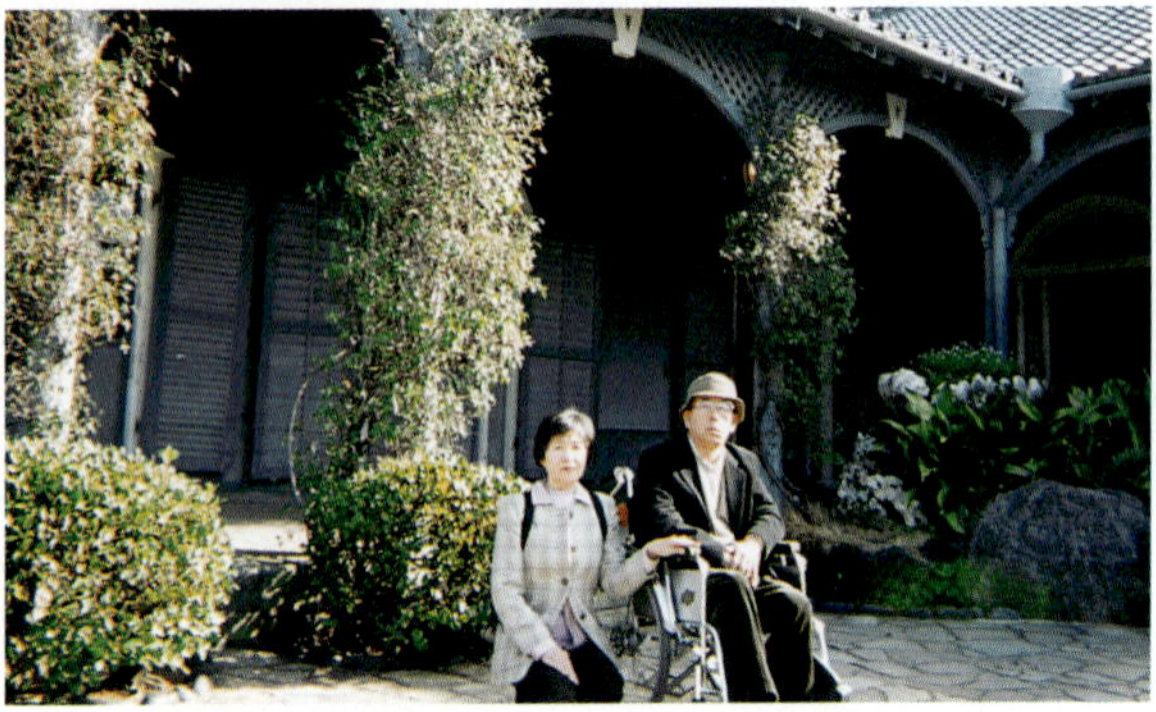

長崎・グラバー邸を背景に（01・2・3）

# 目次

# はじめに

脳幹部出血で倒れた日を境に、私の人生は一変した。
長い間、何をしたらいいのかわからず、苦悩の日々が続いた。わらにもすがる思いで、私と同じ障害をもつ人の体験談を読んだが、答えは見つからなかった。

ところがリハビリ訓練を重ねていくうちに、障害の症状が変化していくのがわかったのである。氷が溶けていくように、動かなかった機能が少しずつ動き、出なかった言葉が音声として伝わるようになった。同時に、心に巣くっていた〝絶望〟の氷塊も、少しずつ溶けていった。

そのことを、同じような障害をもつ方たちに知らせたいと思ったのが、この本を書いたひとつの理由である。むろん、リハビリの内容は、人によって合う、合わないがあるので、そのまま取り入れられるものではないが、参考になれば幸いである。

また、私はここ数年、車いすでいろいろなところへ旅をしている。初めのうちは車いすで出かけるのが不安だったが、人の親切にふれ、風景の美しさにふれて、その魅力にはまった。

ただ車いすでの旅には、さまざまな不都合がつきまとう。それを少しでも解消するために事前準備を心がけたり、車いす用トイレマップを作ったりしてきた。そうした体験をひとりのものにせず、多くの人の役に立てたら——特に家に引きこもりがちな人が外出するきっかけになったら——と思ったのが、この本のもうひとつの理由である。

だから、私の十年間を綴ったこの本の前半は病気との闘いから生きがいを見つけるまで、後半は旅の楽しさや情報が柱になっている。

障害者だけでなく、介護者や福祉関係の方たちなどにも役立つ本になれば、そして、健康な方たちにも読んでいただければ、このうえない歓びである。

カバー&本文イラスト／松本 剛
本文イラスト／有馬ゆうき
写真／佐藤俊彦
校正／三葉洋子
編集／河又えり子

# 序章　それは突然、やって来た

## 頭の中にもやもやした煙が…

その日の朝、私はいつもより少し早めに江東区東砂の家を出た。

平成三年五月十五日。世の中にはまだバブル経済のしっぽくらいは残っていて、街には少なからず活気があった。私は五十一歳、働き盛りだった。

当時、私はシステムエンジニアをしていて、事務所はＪＲ横浜駅の近くにあった。ふだんは地下鉄東西線とＪＲ東海道線を使って通勤していたが、梅雨前ともなるとむしむしした日がある。そんな日の朝は、ラッシュの電車に乗るのがいやだったし、また、太っていて汗かきだったから、ときどき娘の車に便乗して、通勤途中の東京駅北口で降ろしてもらっていた。

しかし、その日は埼玉県越谷市にあるお客さまのところへ、部下のH君と一緒に出張することになっていたので、いつもより少し早めに家を出たのである。

あとから自宅を出た娘が、地下鉄の駅で私を見かけたらしく、いつもと反対方向の電車を待っているとも知らず、「まだホームにいる」と不思議に思ったようだが、目的地の越谷の事務所はＪＲ南越谷駅の近くにある。家からだといったん東西線で西船橋駅に行き、武蔵野線に乗り換える。つまり、横浜に行くときとは反対方向になるのである。

ラッシュにもまれることもなく、座って行けるのが楽だった。特に前日は、横浜でパーティがあった。私は出張先の越谷から駆けつけたが、途中でむかむかしてきて気分が悪くなり、夜の十時ごろタクシーで帰って早めに休んだので、ラッシュにもまれないのは何よりありがたかった。

出張先での仕事は順調に進み、夜の六時を過ぎて、いつものように残業態勢に入った。

私は二階の仕事場で、ワープロに向かって管理資料を作成していた。

そのとき突然、頭の中がもやもやし始めた。

「おかしいな」と思い、頭をすっきりさせようと、一階の休憩室にある自動販売機の缶ジュースを買いに行くために、立ち上がろうとした。

ところが体の力が抜けたようで、立ち上がることができない。とりたてて痛みや気持ち悪さはないのだが、頭の中で煙のようなものがもやもやしていて――ちょうど牛乳瓶に吹き込んだ煙草の煙みたいに――しだいに充満していく。

「なんだか変だ」と思いながら、いすに座り込んだまま、隣にいたH君に救急車を呼ぶように頼んだ。

そこまでは覚えているのだが……。

＊

(妻・妙子)

ひとり夕食をすませ、後片付けをして、のんびりテレビを観ながら食後のお茶を飲んでいたとき、電話がルルルルと鳴りました。

「ご主人が倒れて、いま、救急車で岩槻の病院に運ばれました」と会社の方の息せき切った声が、緊迫した空気を伝えてきます。一瞬、心臓が止まりそうでした。

予感がなかったわけではありません。このところずっと無理をしているような主人を見ていて、「いつか倒れるのではないか」と不安に思っていました。「ああ、ついに来てしまった」という苦い思いがよぎりました。

まっさきに、心配だった「意識はありますか」と尋ねると、「あります」との返事。少しほっとして受話器を置くと、待っていたかのように救急隊員からの電話が鳴り、

「岩槻脳神経外科に運びました」と告げられました。

「どこにあるのですか？　意識は？」「埼玉県岩槻市です。意識はあります」

すぐまた会社の方から電話が入りました。「東武線の春日部で野田線に乗り換えてください。岩槻駅で降りて、タクシーの運転手さんに岩槻脳神経外科と言えば、すぐにわかります。タクシーで十分くらいです」

入院の用意をしなければならないと思い、寝巻や下着をバッグに詰め、それから京都に住んでいる大学生の息子に電話をしました。息子は、珍しく下宿先にいて、「ええーっ、本当!?」とびっくりした様子。「明日一番の電車で帰る」と言うので、入院先の病院名、住所と電話番号、降車駅を手短に教えました。

娘はその日、長渕剛のコンサートを聴きに東京ドームに行っていました。いまみたいに携帯電話が普及していなかったので、コンサート会場に電話を入れると、コンサート中は呼び出せないけれど、終了したら連絡してもらえるという話。係の人に伝言を頼み、急いで出かける用意をして、化粧も直さずに、午後七時半ごろ家を出ました。

電車は会社帰りの人たちで混み合っていました。初めて行くところは、急《せ》く気持ちに反比例するように、とても長く感じられる。私はつり革につかまってうつむき、手をぎゅっと握りしめて、ひたすら神にすがる思いで「私が行くまで待っていて」「私が行くまで待っていて」と、何度も何度も心の中でつぶやいていました。途中の道のりは、まるで雲の上を歩いているようで、いまでもはっきり思い出せないのですが、きっと怖い顔つきをしていたことでしょう。

岩槻駅に着いて、駅前のタクシー乗り場まで小走りで行き、病院に向かいました。病院の入口に会社の方が待っていて、先生のところへ案内してくれました。それから主人のいるＩＣＵ室（集中治療室）へ。酸素マスクをつけて眠っている主人の肩を、先生が軽く揺すって、「奥さんが見えましたよ」と大きなはっきりした声で言いました。でも主人は、かすかに「うー」と言っただけでした。

なんとか応答しようとしているのに、夢うつつのようです。「私がしっかりしなければ」、そう思うと、不思議と涙は出ませんでした。

それから一階の処置室でＣＴスキャンとＭＲＩを見せられ、説明を受けました。先生は「脳幹部に五ミリの出血があり、手術できない場所」と言いました。「出血があと三ミリ多く、脳幹部を覆っていたら即死でしたよ。三日間が峠で、それを過ぎれば十日、二十日ともちますが、とても症状が重く、植物状態になるか、あるいはよくて寝たきりだと思ってください」

私は茫然とし、先生の言うことが実感としてよくわかっていなかったように思います。途方にくれながら、「命があって本当によかった」と、ただそれだけを思っていました。

夜中に、娘が車で病院に駆けつけてきました。それで私の緊張の糸が切れたのか、初めてほんの一瞬、涙がこぼれました。ほとんどの蛍光灯が消された薄暗い待合室で、娘は「待つしかないね」と、私にとも、自分自身にともつかぬ感じで、言い聞かせるように、ぽつんとつぶやきました。

さらにそれより遅い深夜、主人の姉夫婦がタクシーで来てくれ、義姉夫婦と娘、私の四人は病院に泊まることになりました。看護婦さんが部屋を用意してくれましたが、シーンと静まり返った病院内を歩く看護婦さんの足音が気になり、「いつ容態が変わって、ドアをノックされるかもしれない」と不安で、まんじりともできませんでした。

ノックの音を聞くことなく朝を迎えたときは、心からほっとしました。

この日、ＩＣＵ室に入ると、主人は昨日より目が少し開き、意識も心なしか快方に向かっているように思えました。

## 八年後に知った脳幹部出血の真実

ここで、脳幹部出血について説明しておきたい。

人間の脳は、きのこの形に似ていて、石突きにあたる部分が脳幹だそうである。そこに中脳《ちゅうのう》、橋《きょう》、延髄《えんずい》という三つの領域があり、形も大きさも、その人の親指に似ているという。

脳幹には脳と脊髄《せきずい》を結ぶいろいろな神経が通っているほか、筋肉を緊張させたり緩めたり、発音や飲食物の飲み込み、呼吸、血液循環、発汗、排泄などの自発運動を調節する自律神経の重要な核があり、生命維持になくてはならない働きをしているのだそうだ。

また、中脳から延髄にかけて脳幹網様体《のうかんもうようたい》と呼ばれる広い領域があり、大脳に刺激を送っている。この刺激で人間は意識や注意力を保っていられるといわれ、だからここにダメージを受けると、昏睡状態に陥ってしまうのである——。

もちろん当時、私は脳についてなどまったく知らなかったし、関心もなかった。まして、そこに出血が起きて倒れるなんて、つゆほども思っていなかった。

いま、自分の手の親指を、しみじみ眺めてみる。脳幹は、こんな小さな領域なのだ。そこでこれだけの重要な生命活動が行われているのだから、人間の体はつくづくすごいものだと思う。

だからこそ、ほんの数ミリでも出血すれば大きな被害になるのだろう（数ミリの出血というのは、ＣＴスキャンを撮ったとき、直径数ミリの出血巣があるということだそうだ）。病状に個人差はあるものの、実際に脳幹部出血を起こした人の八十パーセントは、死亡するか寝たきりになるといわれている。

私自身は目覚めた後も、妻から聞く以上に病状の詳しい説明はしてもらえなかった。そして八年後にようやく、ＭＲＩを撮ったかかりつけの病院で、「脳の断面はきれいでもとのままだけれど、脳幹部のところが破壊されていますね」と説明を受け、初めて自分の脳幹部の様子を知ったのである。

私の脳幹部出血は五ミリだったという。親指大の脳幹で、それはマグマの噴出のようであったのか。

## 意識を失っているのに夢を見る?

私はこうして意識を失っている間に、いくつも夢を見ていた。ふだんからわりによく夢を見るほうだが、目覚めたとき、こんなにたくさんの夢を覚えていたことはない。死の床にあると、死の世界を暗示するような夢を見たりすると聞いたことがあるが、私の夢はどうだろう。それより、そのとき気になっていたことや、深層心理が夢に現れたような、つまり、ふだん眠っているときに見る夢と同じような気もする。

意識を失っているのに夢を見るというのが、なんとも不思議だ。しかも、後半の夢になると、自分が病院に入院しているのがわかっているようにも思える。

意識を失う、というのは、眠っている、というのと同じ状態なのだろうか。そして私の場合、脳は生きる方向に働いていて、それで夢を見たのだろうか。意識が戻らずに亡くなる場合も、夢を見るのだろうか。

**夢その一　死と直面**

頭の中がボーッとしたまま、赤と緑の色彩豊かな柱のある部屋（以前、韓国でよく寺めぐりをしたが、そのとき見た寺の柱のようだ）に入った。裸にさせられて麻酔をかけられる。このとき妻も同じように麻酔をかけられるが、麻酔が効くのは私のほうだけで、効きすぎた様子である。

そこには三人のお坊さんがいて、占いをしてもらったが、驚いたことに三人のうちひとりは私の知っている寺のお上人様で、妻の母親の法事のときに何回か話をした方だった。占いの結果、私はだめであるとのお告げがあった。

私の遺体は倒れた場所に近い、教会のような大きなホール（三階建てくらいの高いところ）に安置された。葬列に昔の部下や上司、友人が多数参席してくれている。しかも彼らは、雨にもかかわらず遠くまで来てくれた。

少し遅れて会社の役員がふたり見えた。親戚は一列に並んで私を見送っていた。全員、喪服を着ていた。

役員ふたりが見えたということで、地元の長老たちが葬式を祭りにして盛大にしようと言い、私の遺体は飾ったトロッコに乗せられて三階から下ろされていく。ふたりは雨にもかかわらず、カッパを着て、その様子を窓越しにのぞいていたが、それをテレビカメラが撮っていた。ニュースでその内容が放映され、私とその式は一躍有名になった。

一階で葬式をあげ、また険しい山の頂上（ほぼ三階の高さ）まで持ち上げられた（そこが火葬場のはず）。

**夢その二　言葉**

夢の中で「声が出るか」と聞かれ、「チョコレート」、「パイナップル」……と言って、正常に声が出るかどうか、何度も繰り返し試した。失敗するとビスケットのような穴（体のどこに空けられた穴かはわからない）が塞がれたままになって、声が出なくなってしまう（実際は麻痺《まひ》が強く痰が詰まるので、のどを切開し、そこから管を入れて痰を取っていたらしいが、私はまだそのことを知らない。また実際は、ガーゼで、のどの穴を塞ぐと声が出るのだった）。

夢の中では「チョコレート」、「パイナップル」と、何度も繰り返し声に出していた。

**夢その三　プール**

朝目覚めると、ＩＣＵ室の入口で誰かがプールの受付をしており、その姿を私はずっと見ていた。プールは三階の屋上にあり、二階には氷河のように寒いところがあるので、皆は移動するとき、すべてトロッコを利用していた。私がいるところは、前が受付で横が宿泊場所になっている（夕方になると親子連れの宿泊客の子供たちでうるさいほどだったので、隣が宿泊場所ではないかと思ったようである）。

私は寝たきりで、体を動かすことができなかった。

**夢その四　思い出**

私の体には血圧計やそのほか、自動的に体の状態を測定する器具が取りつけられていて、身動きできない状態だった。ベッドに寝ているのがきつくて、かつ縛られているのがいやで、隣の料理屋に数回（私はどこかに宿泊していて、この料理屋が泊まり客のための店だと思っている）、ベイホテルに一回、家の近くの釜飯屋に一回（どちらも実際に行ったことがある）のこのこ出かけては、そのたびに連れ戻されるということを繰り返した。

連れ戻す人には、私の居場所がよくわかるものだと感心した。と同時に、身動きができず困ったときに、連れ戻してくれる人がいるのは安心だ、と思った。

**夢その五　会議**

私が出張中に倒れた会社で全体会議があり、出席したが、腰が立たず看護婦さんに連れ戻されたことが二度ほどあった。

夢の中で会社は病院から五分くらいの場所にあったが、実際は、相当離れていることを目覚めた後に知った。

意識が完全に戻ったときは、倒れてから二十日が過ぎていた。

# 第二章　体が動かない、言葉がしゃべれない

## 意識が戻って、最初に感じたのは〝空腹〟

私はそれまで人生について、あまり深く考えたことはなかった。漠然と「できるだけ自分の生活を向上しよう」と考え、仕事で与えられた目標に向かって最大限努力し、達成していくことで精いっぱいだった。

それが、とりあえず定年まで、ずっと続いていくものと思っていた。

しかし突然「あの日」が来て、私は、昨日の自分と今日の自分が地続きでないことを知った。

目覚めた当初は、何が起こったのか、どこにいるのか、わからなかった。

右側の手は重く、動かそうにもピクリとも動かなかった。顔はしびれ、「ここはどこだ?」「どうしてここにいるんだ?」と言おうとしたが、言葉が出ない。

そばにいた妻が「お父さんは倒れて、救急車で病院に運ばれたのよ。脳幹部に五ミリの出血があって、手術もできないの。出血が脳幹部を覆っていたら即死していたのよ。だから安静にしていないといけないの」と教えてくれたが、そのときはなんのことやら、さっぱり理解できなかった。

左手は動かせたので、おそるおそる顔に手を伸ばしてみると、顔の左側に高く出たほお骨と、左目の眼帯が手に触れた。

しばらく茫然とし、何も考えられずにいたが、そのうち右目の端にぼんやりと窓が映ったのに気づき、窓のそばのベッドに横たわっていることが、なんとなくわかった。

「腹が減ったなあ」

最初に、そう思った。

一歩間違えば死に至っていたかもしれない大変な事態から目覚めたというのに、最初の感覚が絶望感でも恐怖感でもなく、「腹が減った」というのも、いま思えば愉快だが、案外、こんなところに、人間の体の頼もしさや希望があるように思える。きっと食欲が、生きようとするための、いちばん自然な感覚なのだろう。

「腹が減った、何か食べたい」と思った。

とはいえＩＣＵ室で食事をすることはできず、このときは点滴から運ばれる栄養が命綱だった。

＊

病院のＩＣＵ室に運ばれた主人は、最初、真ん中のベッドに寝かされていました。この病院では、重症患者は危機を脱するまで真ん中のベッドで処置を受け、回復の状態に合わせて、その隣のベッドへ、そして窓側のベッドへと移動するようです。

入院して二日目、主人はのどの麻痺が強く、痰が詰まって呼吸が苦しくなるというので、のどを切開して管を入れ、痰を取る処置をしました。

手足は右側が麻痺しているのに、顔は左半分が麻痺しているのが不思議でした。口はゆがみ、左目は涙腺が麻痺して涙が出ないため乾燥しやすく、また潰瘍《かいよう》ができてもいたので、眼帯で覆われていました。

左耳の聴力が失われていたことは、あとから知りました。

体には心電図や血圧計、酸素吸入器やら点滴など、いろいろな装置がつけられていました。

それにもかかわらず主人は起き上がろうとし、言葉が出ないために身ぶり手ぶりで「鞄、新聞」と言い、会社に行こうとするのです。

「お父さんは倒れて入院しているのよ。体を休めないといけないの」と必死で止めながら、仕事人間まる出しの主人の姿に涙が出ました。

　このときも目を開けて反応をしているように見えたので、主人はてっきりわかっているものと思っていたのですが、記憶にないと言います。意識は完全には戻っていなかったのでしょう。

　ある日、主人の姉がお見舞いに来てくれて、「麻痺した右手足の指をマッサージしたら歩けるようになった、という話をテレビで見た」と言いました。「効果がありそうよ、やってみましょう」

　それから義姉とふたり、麻痺した主人の右手足の指を、せっせともみほぐすようにしました。

　ただそうすると血圧が百六十を越えてしまうので、看護婦さんに内緒で休み休み行いました。それが効を奏したのかどうかわからないのですが、マッサージすると右手足の指が動くのです。当時は何かをしないではいられないような気持ちもあって、こっそり、懸命にマッサージしました。

　このことも、主人は覚えていないと言います。

　夢のような、うつつのような状態をさまよいながら、やがて主人は危険な状態を脱し、順調に隣のベッドへ、一週間後には窓側のベッドへと移りました。

## 思いを伝えられないつらさ

患者さんの声だろうか、大声で痛みを訴える声が聞こえてくる。ＩＣＵ室のドアのあたりでは、ひっきりなしに人が出入りしている。ベッドとベッドの間のカーテンが揺れる……。

意識ははっきりしてきた。けれど、私は相変わらずあお向けに寝たまま、寝返りひとつ打てなかった。

尿道にはカテーテルが入れられ、排便のためにおむつがあてがわれていた。排泄が自分の意思で自由にできない状態は、人生に白旗を揚げたような気分にさせられる。

それでも話すことができないもどかしさに比べたら、まだましだろうか。

とんでもないことになった、家族にも会社にも申しわけないという思いが、頭の中をぐるぐる回っていた。家族以外の誰とも会いたくなかった。

寝たきりのため、ベッドの上ではどうすることもできなかった。

でも、ただこうしていても仕方がない。言葉が話せないなら文字を書こう。文字を書くことで意思を伝えよう。

そう思ってトライしたが、利き手は右手であり、いままで左手で文字を書いたことなどない。自分では文字を書いているつもりなのに、いわゆるミミズがのたうちまわっているような形にしかならない。「どうして、こんな読めない字になるのだろう」と悔しく、とても意思を伝えられるような状態ではなかった。

六月四日、初めて「さむい」という字を書いた、と看護婦さんに言われた。なんとか解読してくれたらしい。六月六日に「ぶつだん」と書いたことは覚えているが、なぜ仏壇と書こうと思ったのかは記憶にない。

初めて書いた漢字は「自宅」だった。家族が心配だったのか。その画用紙は、いまでも家に残っている。

文字を書くようになっても読めない字が多かったので、そのときは「五十音表」を使って意思を伝えようと試みた。しかし一字一字探すのに時間がかかり、スムーズに単語や文章を作ることができず、自分が思っていることの半分も表現することができなかった。

思っていることを伝えられないのは、かなりもどかしい。イライラして五十音表を放り投げたこともあった。

いままで「しゃべる」ことは当たり前のことだった。空気を吸うように自然なことだった。その当たり前のことができなくなるのは、思った以上につらい。しゃべれなくなって、私は失ったものの大きさに気づいた。

## 不眠不休のシステムエンジニア時代

倒れる日の前日、横浜でパーティに出席したことは先に書いた。途中でむかむかして気分が悪くなり、夜十時ごろタクシーで自宅に帰ったのだった。

いま思えば、それが前兆だったのかもしれない。

しかし、それまで大きな病気をした経験がなかった私は、特別気にすることもなく、その日は早めに休んだだけで、翌日はふつうに出社したのである。

そのころ私は会社のシステム部に所属していたが、若いころは、企業はまだ汎用機によるコンピュータ処理が盛んなころで、リアルタイムに処理できるオンラインシステムをつくるのに力を注いでいた。

企業によっては、業務のシステム開発規模が大きいものから小さいものまであったし、システムの納期は、長期にわたるものや、短期のものもあり、私のいた事務所でも、複数のプロジェクトのシステムエンジニアたちが、休日出勤や深夜残業をして、コンピュータを使い、テストしながら、システム品質を向上させていた。私も例外ではなかった。

当時はコンピュータに依存したテストも多く、納期に追われながら、ラストスパートに、不眠不休の徹夜作業をしたこともある。電気が煌々《こうこう》と灯っている事務所ビルの写真が、全国紙の新聞にニュースとして掲載された時期でもあった。

こうした厳しい作業ができたのも、システム開発が完成したときの達成感があったからだ。もちろん若さもあったろう。

年齢を重ねて、さすがに徹夜仕事はしなくなっていたが、忙しさは相変わらずだった。私の担当範囲は金沢から北海道まで広範囲にわたっていて、週に二日くらいは出張に出ていた。

昼は会議の連続、夜は夜で打ち合わせをしたり、トラブルの対策を検討したり、深夜にまで仕事が及ぶことはしょっちゅうだった。

仕事が終わったあとは、何人かで連れだって焼鳥屋や焼肉屋に行き、酒を飲みストレスを発散したものである。食事は肉類が多かった。

酒は日本酒、焼酎、ワイン、ビール、なんでもござれ。飲むときは、三合はくだらない量を飲んだ。ただ煙草は、二年前までマイルドセブンを一日三箱吸っていたが、夜、咳が出て、のどがいがらっぽく、調子が悪かったのですっぱりやめていた。

午前様は日常茶飯事。しかも、どんなに帰りが遅く、外で食事をすませていても、帰宅後、おかずだけは食べるようにしていた。

そのころの体重は約八十三キロ、身長は百六十二センチ。当時、体脂肪は話題になっていなかったが、明らかに太りすぎだ。中年体型の例にもれず、ぽっこりおなかが出ていた。

会社の健康診断では、血圧は上が百四十、下が九十台。これ以上になると高血圧だから、注意が必要な数字だと言われていた。

平均睡眠時間は五、六時間。

しかし、私は健康を自負していた。いま言うなら、過信していたといったほうが適切ではなかろうか。

ただ妻は違った。「こんな生活をしていたら、体によくないわよ」と、折にふれ言っていた。しかし何度注意されても私は聞き流した。健康診断の結果も、なんの警告にもならなかった。仕事は面白く、のっていた。忙しいのが当たり前。生活スタイルを改める気は、まったくなかった。

こうした生活が脳幹部出血の原因だったのかどうか、はっきりしたことはわからないが、たぶん、なんらかの誘因になったことは確かだろう。脳幹部出血での死が、過労死の要因として裁判で認められたケースもあるようだ。私の場合も、忙しい生活のツケがまわったにちがいない。

だが倒れたあとも、このころの生活を悔やんだことはない。むしろ、こうした時代にもう戻れないことのほうがつらかった。

## 病院内で、初めて車いすに乗る

六月二十一日。救急車で運ばれてから約一か月後、ICU室から、看護婦さんがあわただしく出入りする足音が聞こえる、ナースステーションの前にある個室に移った。症状は安定していたが、かなりの重症患者であることに変わりはなかった。来る日も来る日も、まっすぐ上を向いたまま過ごすしかなかった。それは、来る日も来る日も絶望を味わうことと等しかった。

障害は、右手足の麻痺、顔面左麻痺、構音障害（しゃべっても言葉にならない）、運動機能障害、平衡感覚障害。

私は、一級の障害者手帳を持つ身になった。

つらかったのは言葉を失っただけでなく、喜怒哀楽の表情が顔から消え去ったことだ。

鏡で顔を見ると、左半分はやせてほお骨が目立ち、唇は左が下がって、顔は変形していた。左目の涙腺は麻痺が強く涙が出なかったが、しばらくは、悲しいのに右目からも涙がこぼれることはなかった。

笑顔もつくれなかった。もちろんこのころは笑いたい気持ちになどなれなかったが、怒っても悲しくても喜びがあっても、表情はいつも同じだった。

それは自分では見えない。見えないけれど、「表情が何かに縛られている」と感じる。「失ったものが計り知れないほど大きい」と感じる。

顔の左半分が麻痺していたし、右手が使えなかったから、食事も自分では思うようにできなかった。初めて左手で箸やスプーンを持ったが、エプロンにボロボロこぼれる。結局、朝昼晩とも、毎日来てくれる妻か、食事を運んでくれる病院のスタッフに食べさせてもらっていた。

それでも、唇も麻痺しているからこぼすことが多く、一食を食べ終わるのに、ゆうに三十分はかかった。食べさせるほうも苦労だったろう。

一週間後、ナースステーション前の個室から西側の個室に移った。ここは日当たりがよい部屋で、明るく気持ちがよかった。

ところが、どこからともなく、キャンキャン、キャンキャンという子犬の鳴き声が聞こえてくる。妻は聞こえないと言い、いつのまにか聞こえなくなっていたので、左耳の耳鳴りのようなものだったのかもしれない。

ここではうれしいことが待ち受けていた。風呂に入れるようになったのである。

風呂場は、病棟とは別の建物にあった。私はカテーテルと点滴をはずしてもらい、立つことができないので、身軽になった体を看護婦さんに抱きかかえられ、車いすに乗せてもらった。車いすを押してもらい、二階から一階までエレベーターで降りて、その建物まで連れていってもらうのである。

車いすに乗るのは初めての経験だったが、背もたれに背中がぴたっとついて安定感があり、乗り心地はすこぶるよかった。便利なものだ、と思った。

そのときはまだ、それが第二の人生を共にするパートナーになるとは、まったく思いもしなかったが……。

それまではベッドに寝たきりだったので、車いすに乗ってみると目に入るものが珍しく、外に出たとき、あたりをキョロキョロ見まわして、「どんな病院かな」と観察した。外の空気が気持ちよく、何度も深呼吸をして、胸いっぱいに空気を吸い込んだ。

風呂場に着くと、係の人が、車いすから機械浴のストレッチャーに私を移してくれた。機械浴を操作すると、ストレッチャーが上下左右に動いて、湯船の湯に肩までつかることができるのである。こんな機械浴があることにびっくりし、よくできたものだと感心した。

湯船で体を伸ばすと、凝り固まっていた体と心が、ゆっくりと湯に溶け出していくようだ。頭も洗ってもらって、さっぱりした。実に、ひと月半ぶりの入浴だ。

車いすは、西側の個室に移ったころから始めたリハビリのときにも使った。リハビリ室がやはり別の建物の一階にあるため、妻のいるときは、妻に車いすを押してもらって行った。

トレーナーになってくれたのは、十人以上の患者のリハビリを担当して孤軍奮闘しているA先生である。

「足と腰を強く鍛えるために、立つ訓練から始めましょう」と先生は言った。

まず、リハビリ室にあるティルトテーブル（ベッドが垂直に起き上がる傾斜台）にあお向けに寝て、足と腰と胸の三か所を革バンドで縛って固定する。そしてティルトテーブルを垂直に起こし、じっと立っている。

この訓練は直立しているままなので、いやおうなく、ほかの人たちが目に入る。平行棒を使って歩いている人を見ては、「早く歩きたいなあ」と、うらやましい気持ちで眺めた。

もうひとつはプーリー（滑車）という装置を使う。滑車についている持ち手を左右の手で握り、交互に上げ下げすることで、腕の力と上半身を強くする訓練である。しかし、私は右手が麻痺していて持ち手がうまく握れず、持ってもすぐはずれてバランスを失うので、看護婦さんに右手を持ち手に縛ってもらった。

これは、座ったままで行う。少し疲れるが、腰や背骨の鍛錬にもなる。

退院するまでの約一か月間は、毎日、同じリハビリ訓練を続けた。

最初は十五分くらいから始め、少しずつ時間を長くして、最後は三十分くらいまで行うようになった。

手のひらにはマメができ、足腰も痛くて、正直、続けるのがつらかった。でもそれをしなければ、一生寝たきりかもしれないと思い、休まずにリハビリ室に行った。歩きたい一心だった。

麻痺した右足を補強するための補装具ができて、それをつけてからは平行棒を使ってつかまり立ちができるようになった。ようやく、平行棒を使った立ち上がりの訓練もできるようになったのだ。

## まわりの人たちに支えられて

三十九度の熱が出た。

動かない体がガタガタ震え、止まらなかった。

西側の個室に移ってまもなく、風邪をひいたのである。

「血圧が上限値ね」と言う看護婦さんの声が聞こえた。

これ以上血圧が上がると大変らしい。

看護婦さんたちは夕方と朝に点滴を取り替え、三時間ごとに冷凍された薬瓶を両わきに入れるなど、献身的な介護をしてくれた。そして何かはわからないが胸に貼ってくれ、「これでひと安心よ」と言った。

翌日には熱が下がり、風邪の症状は消えた。しかし動けず、しゃべることのできない体に風邪はつらかった。看護婦さんたちに感謝するとともに、余病を併発しないように注意しなければ、と思った。

しばらくして四人部屋に移った。私以外に、くも膜下出血で足が立たなくなったOさん、やはり脳内出血を起こしたけれど比較的症状の軽そうなSさん、二年越しでやっと歩き始めたところというAさんの三人がいた。皆、私より年配の方たちだった。

私のベッドは窓側にあった。話をするにもまだ言葉がしゃべれない私は、五十音表を指し示し、それを妻が読み取って皆に伝えてくれた。口がきけないのは、なんとももどかしかったが、ほかの人の話が聞けて退屈はしなかった。

私はまだ、ICU室にいたときから尿道につけていたカテーテルをはずしていなかった。一度、看護婦さんに「はずしましょう」と言われたが、尿意をもよおすという感覚がわからなかったため、つけておくことにしたのである。

カテーテルをつけているとトイレに行かずにすむので、私にとっては楽だった。でも看護婦さんは、尿がたまれば処理をし、風呂やリハビリ室に行くときは、はずしたり、つけてくれたりする。一週間に一回は、新しいカテーテルに取り替えなければならなかったから、大変だったにちがいない。

排便の始末も、看護婦さんや妻の手にゆだねていて、白旗は揚げたままだった。

しかし、少しずつ前進したこともある。

字を書く練習をするために、七月三十一日から娘と交換日記を始めたのだ。それは文字の練習になったばかりでなく、私を勇気づけ、立ち直らせるきっかけにもなった。

私は、自分が突然、障害者になったとき、妻や子供たちはどう思うだろう、いままでどおり父親として接してくれるのだろうかと、内心、不安でいっぱいだった。けれど、それは杞憂《きゆう》だと、日記を読んでよくわかった。妻はもちろん、子供たちも変わらずに私を父親と思って接してくれた。むしろ、いままで以上に体をいたわり、励ましてくれた。

いま見ると、交換日記の最初のページには、ミミズの這ったような大きな字が書いてある。一ページに三十行あるB５判のノートの、五行分を使って十文字書くくらいのペースで文字が並んでいる。しかも初めて左手で漢字を書いたうえ、寝たままなので、なんと書いたかわからない字もたくさん交じっている。

そのあとに娘の几帳面な字が並んでいる。

私　毎日、暑いですね。

お見舞いに来てくれて、ありがとう。

…………

……………………

（二行判読できない）

こんな体になって、申しわけない。

早く治るよう、がんばるつもりでいます。


娘　お父さん、今度のことは大変でしたね。私はお父さんが倒れたと聞いて混乱してしまい、病院に着いてからのことは、正直よく覚えていません。

お父さんは病気を治すことに専念して、がんばるつもりと書いているけど、私はあんまりがんばってほしくないな。

病気のときって、心と体のバランスが思うようにとれないからね。

まあ、それはお父さんが、いちばんよくわかっていると思うけど。

＊

主人が倒れた日、私が娘に涙を見せたこともあってか、娘は「自分がしっかりしなければ」と思ったのでしょう。交換日記にも「お父さんにはこうあってほしい」と思う気持ちを書いて、励ましていたようです。

私たち家族は「お父さんがよくなるまで待つしかないね」と話し合っていましたが、それでも娘は自分なりに考えて、昼間の仕事以外にアルバイトを始め、弟には大学で奨学金の手続きをするように言っていました。

考えてみれば一家の働き手が病に倒れたわけですから、経済的に困るのは確か。私は主人の体のことが心配で、頭がいっぱいでしたので、そうしたことに気がまわるどころではありませんでした。こんなときはやはり社会人の娘の対応のほうが、ずっと現実的で、頼りになります。

主人は左手で一所懸命に文字を書いていましたが、なかなか読める字を書くまでには至りませんでした。五十音表を使っても、一字一字がとぎれて単語や文章になりません。意思を通わすのは、かなり大変でした。だからこそ家族は、主人が何を話したいのか必死で聞き、思いやり、細心の注意をはらって聞こうとし、わかろうと努力したのです。主人が病気になって、家族の絆がより強まったような気がします。

病院には、それぞれ病状の違う患者を抱えた家族がいて、その方たちとのたわいのないおしゃべりも、落ち込みそうになる気持ちを救ってくれました。
たとえば脳卒中で倒れ、点滴で栄養をとっているご主人に付き添っているNさん。息子さんが交通事故で頭を打って入院しているAさん。なかでもAさんは、子供が重症患者にもかかわらず、いつも明るくふるまっていて、その笑顔にどんなに慰められたことか。

Aさんとは気が合い、病院の外でも待ち合わせて、タケノコ掘りに行ったり、鮮度のいい魚屋さんに刺身を買いに出かけたりしました。Aさんはときどき主人に、好物の大判焼きやキャンディのお土産を持ってきてくれました。

主人は、私の目には、少しずつ快方に向かっているように映りました。もちろんまだ言葉は出ませんが、表情やしぐさが豊かになってきたように思えたのです。主人の生きようとする気持ちが伝わってきました。

主人が入院した当初は、何かにつけ「私が健康管理をちゃんとしていれば、こんなことにはならなかったのに」と悔やんでいましたが、こうして家族や病院のスタッフ、付き添いの家族の人たちに励まされ、助けられ、何より主人の生きる力に勇気づけられて、私自身はもう迷うことなく、「主人とやれることをがんばろう」と、希望を抱くまでになっていたのです。

## 未来が見えない不安

夏の日差しが、車いすに乗った私の顔やうなじ、動く腕にも動かぬ腕にも均等に照りつけて暑い。

八月のセミがジージー騒ぎたて、いっそう暑苦しさを誘う。

突然倒れてから、二か月が経っていた。

私はリハビリ訓練のために、病棟とは別の建物に行ったついでに、妻に車いすを押してもらい、病院のまわりを散歩した。入院以来、初めてしみじみ見る外の世界である。

病院の広い駐車場から正面玄関にまわり、「どこから入ったの？」と聞くと、妻は「救急入口」と書かれた小さな表示灯を指さし、「ここから運び込まれたのよ」と言った。

建物の正面には「岩槻脳神経外科」と大きく書かれた看板があり、思わずまじまじと見た。

倒れたとき、仕事をしていた会社は越谷にあった。ずいぶん遠くまで運ばれてきたのだと、あらためて思い知らされた。あの日、薄れていく意識の中で、いつまでも救急車のサイレンの音が鳴り響いていたような気がしたのは、病院が遠く離れていたからなのか。

しかし、私は、自分が思っていた以上に遠くまで来てしまった、という想念にとらわれていた。慣れ親しんでいた世界は、もうない。

これから私は、どこに行くというのか。

頭の中で、救急車のサイレンがかすかに鳴り響き、いつまでもやまないように思えた。

# 第三章

# 闇にかすかな光が

## 転院した病院で、ようやく自立の一歩を踏み出す

病院では毎日点滴をしていたが、脳幹部出血には根本的な治療法はない。リハビリでどこまで体の機能が回復するかが、残された道である。

岩槻脳神経外科では本格的なリハビリ訓練の設備がなく、また三か月以上入院するのは難しいと言われ、八月六日、厚木市七沢にある「七沢リハビリテーション病院脳血管センター」に転院した。この病院は、社会復帰をめざすためのリハビリ訓練をする専門病院という。

前日に妻、娘、息子の三人は、岩槻の病院のリハビリ室に泊まり、朝五時に起きて、予約していたストレッチャー付きのバンに私を乗せてくれた。バンには看護の方と妻が付き添ってくれ、子供たちは娘の車で、バンのあとをついてくることにした。

夏の朝は早く訪れるが、それにしても朝の五時に先生方や、当直の看護婦さんが見送って勇気づけてくださったのには感激し、感謝した。

——目覚めたときはＩＣＵ室にいて、突然、体が動かず言葉も出ない自分になっていたときのショック。言いたいことが伝わらないもどかしさ。天井を見て過ごすしかない一日の長さ。食事や排泄の不便……。

岩槻での二か月半あまりの入院生活は、絶望の日々だった。それでも先生や看護婦さんの献身的なケアのおかげで、ここまで生きてこられたのだ——。

そんなことを思いながら、これから向かう病院はどんなところなのだろうと、ぼんやりした頭で考えていた。

岩槻から厚木までは、かなり遠い。途中、渋滞に巻き込まれたこともあって、予定より一時間遅れてしまい、十二時にようやく病院に着いた。

病院の新館から旧館の五階にエレベーターで上がると、すぐナースステーションがあり、そこを左に折れて少し行ったところに、私が入る五〇六号室があった。五〇六号室は三人部屋で、すでに会社社長のＫさんとタクシー運転手のＦさんが入院していた。ドア側が私のベッドだった。

私は相変わらず言葉が話せなかった。歩くこともできず、岩槻の病院からカテーテルをつけたままの状態でベッドに横たわった。そこに主治医のＨ先生と看護婦さんが回診に来て、「七沢病院では、みんなカテーテルをはずして自力訓練をしています」と言う。「ここではトイレにも洗面所にも、自分で車いすに乗って行ってもらっています。佐藤さんもはずしましょうね」

いきなりカウンターパンチを受けたように驚いた。体の麻痺が強く、尿意をもよおしてもわからないから、カテーテルをつけているのだ。それをはずすなんて。もらしたらどうする。

結局、一週間、様子をみるということになり、はずす日が来た。最初のうちは、もらしはしないかと不安で、定期的にトイレに行っていたが、しだいに慣れてきて、尿や便がたまってトイレに行きたい、という感覚がわかるようになってきた。

のちに、カテーテルをつけていると、もよおす感覚がわからない、という話を聞いた。排尿感覚がなかったのは、もしかしたら麻痺のせいというより、カテーテルをつけていたからかもしれない。

はずしてみると、つけていないほうがいかに体に気持ちいいか、わかった。自力での排泄は、自立への大きな一歩だった。

七沢病院は脳障害がある人の、リハビリ専門の病院である。したがって患者は脳障害のある人ばかりで、入院したら即リハビリをモットーにしている。

最初の一週間は検査にあてられた。検査項目は運動機能、作業機能、言語状態、精神状態について。私の場合、精神状態以外のすべての項目で、リハビリ訓練が必要という結果が出た。

翌日から、さっそく開始だ。

## 運動機能の訓練

訓練は、それぞれの先生の指導のもとに行われることになったが、午前中は作業機能訓練か言語機能訓練にあてられ、午後は運動機能訓練が計画されていた。いずれも一回一、二時間程度行うプランである。

運動機能のリハビリは、K先生に一から教わった。先生はとても熱心で、いろいろなものを取り入れて、私に合ったメニューを考えてくれた。それは次のような訓練だった。

**プラットホーム(リハビリ訓練用の堅いベッド)での訓練**

●大きなビニールボールを返す。

車いすから離れて、高さ四十センチくらいのプラットホームに腰かけ、先生が転がしてくる大きなビニールボールを右手で返す。それを十回くらい繰り返す。

最初のうちは、ボールを返したあと、すぐ倒れてしまうので、妻が横に座り、倒れないように支えてくれた。慣れてくると、腰をかがめて返せるようになった。

●バスケットボール大のビニールボールを返す。

プラットホームに腰かけ、先生が投げてくるバスケットボール大のビニールボールを、両手で受けて、両手で投げ返す。約十回行ってから、次はバレーボールのように、麻痺した右手で打ち返す。それから、先生が転がしてくるボールを、麻痺した右足で蹴り返す訓練もした。どれも約十回、繰り返した。

最初はプラットホームからずり落ちないかと不安で、しっかり座面の縁を握りしめ、妻がいるときは体を支えてもらいながら、おそるおそるビニールボールを返していた。

**床に敷いたマット上での訓練**

●車いすから床に敷いたマットへの移動。

初めて車いすからマット上に降りたときは、先生が支えてくれたが、先生の助けがないと倒れてしまい、移動すら慣れるまで大変だった。

●あぐらの状態で、両手をついて腰の屈伸をする。

車いすからマットの上に移動し、あぐらをかいて両手を前の床につき、両手を前方に滑らしたり、元の位置に戻したりする。初めのうちは麻痺した右足をかばって、自力でなかなかあぐらがかけず、情けなかった。最初はゆっくり十五分くらいしたが、体がかたくて、重い感じがした。

●マットの上に足を伸ばして座り、腰の曲げ伸ばしをする。

車いすからマットの上に移動し、足を伸ばして座り、両手がつま先に近づくように腰を曲げ、次に起こす。約三十回、十分程度行った。

●膝立ちして移動する。

車いすからマットの上に移動し、りんご箱のような木箱につかまりながら、膝で立つ。それはできたので、膝立ちしたままの移動を試みたが、右足が麻痺して弱いのと、平衡感覚がやられてバランスがとれないため、できなかった。

●両手両膝を床につく。

特に麻痺側の右手を強くするために、車いすからマットの上に移動し、両手両膝を床につく姿勢になる。先生が「そのまま歩けるか」と聞くので、試みようとしたが、麻痺が強い右手は、出そうとしても出ない。一歩も先に進めないのが悔しかった。

**平行棒での歩行訓練**

平行棒の間に立ち、腰の高さくらいで平行棒を握り、ゆっくり歩く。右手で平行棒をよく握れないため、一歩足を踏み出すとバランスを失って、よろよろしたが、K先生に何回も支えてもらい、歩いた。平行棒の長さを歩き終わるのに、約十分かかった。

**肋木《ろくぎ》を使った訓練**

幅一メートル、高さ二メートルくらいの枠に、横棒が十五センチくらいの間隔でついている、はしごのような器具が肋木である。腕を上に伸ばして、自分の身長に合った場所の横棒を両手で握り、立ち上がったり、足腰を前後左右に動かす。ゆっくり、十分くらいかけて行う。

### お手玉を使った訓練

車いすに乗ったまま、壁から二メートルくらい離れて、右手で三十個くらいのお手玉を壁に向かって投げる。約十分行うが、麻痺が強く、お手玉がぽたっと目の前で落ちたり、あちこちに行ってしまったり、なかなか自分が思ったところには投げられなかった。

### 車いすを両足で漕ぐ訓練

車いすの足乗せ台を上げ、ふつうに歩くように、自分の両足で車いすを漕ぐ訓練をした。長い地下室の廊下には真ん中に白線が引かれていて、安全のため、車いすも右側通行になっているが、右足の力が弱いせいか、初めは左右に蛇行して、しばしば白線を越えた。それでもしばらく訓練し、右足の力が強くなるにつれ、蛇行しないで進むようになった。たしか一回三十分程度、最初の二か月間くらい続けたと思う。

これらの訓練は全部、足腰や手を強くする訓練である。

運動機能のリハビリ訓練は、項目によっては先生についてもらったり、自主トレーニングの項目もあったので、妻には、ほぼ毎日来てもらい、体の支えになってもらったり、補助をしてもらいながら、右記のメニューのほとんどを、毎日、午後二時間くらい行った。

リハビリ自体は、そうとうきつかった。

最初はどれもうまくいかなかった。体のあちこちに青あざができるくらい、ぶつかったり倒れたりした。

健康であれば、わけなくできる運動ばかりである。それが、できない。大変な病気になったものだと、骨身にしみて感じた。

ただ私は、目標を立てていた。娘や息子の結婚式に歩いて出席する、それができる体力まで回復する。それをリハビリ訓練の目標に据えたのである。自分のためだけでなく、家族のためにも努力をするという決意が原動力になり、がんばれた。

こんな私の目標を聞いて、先生も「今日はここまでやろう」と励まし、がんばってくれた。

訓練の最後のころには、先生に付き添ってもらってはいたが、四輪のショッピングカートにつかまれば、一周三十メートルはあるリハビリ室を、二、三回休みながら、歩くことができた。「つかまれば歩ける」、それは大きな自信になった。

## 作業機能の訓練

もうひとつのリハビリテーション、作業機能の訓練は、右手の改善と左手の機能アップを目標としていた。担当はS先生である。

毎日、午前中に一時間、繰り返し行った。メニューは以下のとおりである。

**両手で五キロの重しを持ち、机上で押したり引いたりする**

重さ五キロの砂袋を入れた木箱の左右に、握るための棒がついている。その棒を両手で持ち、机の上で押したり引いたりする。約三十回繰り返す。右手の強化になるので、特にがんばった。

**左手でリーチ棒を五十の穴に入れたり出したり**

車いすに座った状態で、五十個の穴が空いた箱を台に置き、麻雀のリーチ棒を左手で穴に入れたり出したりする。左手の機能強化につながる訓練だ。

**輪投げの輪を左右へ水平移動する**

輪投げの棒が二本立っていて、一方の棒に輪が約十個かかっている。それを左手、もしくは右手で一個ずつはずし、隣の棒に移動させる。その棒に十個集まったら、また元の棒へと戻す。車いすに座ったまま行う。

最初は右手の動作がぎこちないし、うまくいかなかったが、続けるうちに少しずつできるようになった。

**右手で二十個の穴に棒を差し込み、抜き出す**

ちょうど手で握れる直径四センチくらい、長さ十五センチくらいの木の棒を右手で握り、二十個空いている箱の穴に差し込み、抜き出す訓練である。棒は重く、滑りやすかったので、最初は苦しんだ。

**棒を反転しながら三十六個の穴に入れる**

三十六個の穴が空いた箱に、タバコ大くらいの棒を、左または右の指でつまみ、反転させて穴に入れる訓練を繰り返す。右手ではつまむ感覚がなく、指を見ていないと落としてしまうので、非常に苦労した。

**六角ねじをはずす、締める**

たしか五つの穴が空いているL字型の金属片だったと思う。そこに五センチくらいの長さで、直径二センチくらいの太さの五本の六角ねじを差し込み、右手にレンチを持って、六角ねじを締めたり、はずしたりを繰り返す。回しているつもりが回っていなかったり、すぐはずれたり、なかなかうまくいかなかった。

**左手による箸使いの練習**

一辺が一、二センチの木製の立方体や、小豆や大豆などがお椀に入っていて、それを左手で持った箸でひとつずつつまみ、別のお椀に移す。しばらくは、大きいもの、重いもの、滑りやすいものは、握力が弱いのか、すぐにぽろっと落ちてしまうことが続いた。

これらの訓練は、一回に十~十五分行う。毎日すべての項目を行うわけではなく、先生が決めたスケジュールに従う。私は、時間はかかったが、訓練の期間内に全項目を消化することができた。

## 言語機能の訓練

この病院に転院したころ、私はひどくゆがんだ顔をし、声も出ない状態だったので、最初の一か月間は週に一回、約一時間、T先生の部屋で指導を受けながら言語訓練を行った。

先生は、声が出ないのは口蓋《こうがい》（口の中の上壁）と舌が麻痺しているからだと言った。口蓋には、骨のある前方の硬口蓋《こうこうがい》と、筋肉がある後方の軟口蓋《なんこうがい》があるといい、声は、声帯で生じた音を、口腔《こうくう》、軟口蓋、舌、唇の形や容積を変えることで出るので、それが麻痺していたら出ないのだそうだ。

口蓋の麻痺は少しずつ回復し、舌の動きもよくなってはきているものの、まだ麻痺は強く残っていたのである。

先生は、まず顔のゆがみの矯正を試みた。長さ約十五センチの、中央部が握れるように保護され、両端が丸くなっている金属棒を冷凍し、それを私の主に左側の顔面のゆるんだところにあてて、素早く下から上に持ち上げるのである。それを五回くらい繰り返した。

また、私の息がもれやすいことから、最初は腹式呼吸の訓練をし、それから五十音の発声練習へと移った。先生のあとをついて、「あ、い、う、え、お」と言っていくのだが、なかなか声にならない。

ひととおり終わったら個室に移り——言語訓練の部屋は個室になっている——三十～四十枚の磁気カードを、一枚ずつカードリーダーに入れ、モニターに映し出される先生の唇の形を見ながら、先生の発音のあとについて、まわりを気にすることなく、声にならない声を張り上げて、何回も何回も発音を繰り返した。

九月を過ぎ、訓練が二か月目に入ったあたりから、少しずつ効果が出てきたのか、言語訓練も週二回になった。

相変わらず、金属棒を顔にあててゆがみを矯正する方法は続けられた。

少し声が出るようになると、発声訓練は、個室で、カードリーダーから読み込んだ文章の訓練を、一回三十枚くらい、反復して行うようになった。初めはモニターに映し出された先生が「雨、靴、傘、風呂、茶碗」など簡単な単語を言うのを、唇の形を見ながら聞き、あとに続けて声を出すのである。

効果は確実に上がり、二か月目の後半には声が少し出てきた。しかし、まだ発音は明瞭ではなく、自分では「あめ」と発音しているつもりなのに、息がもれて不明瞭になり、ほかの人が聞くには忍びない声だった。

簡単な単語が発音できるようになると、磁気カードで短い文章が用意されていた。これをカードリーダーに入れると、息継ぎを一回するまでに言える長さの簡単な文節――たとえば、「雨が降った」「頭が痛い」など――が聞こえ、それに続けて私も「雨が降った」と言う。この二文節が一単位で、マスターするのに一か月から二か月かかった。

一単位がマスターできれば、次は息継ぎを二回するまでの文節（二単位）に挑戦だ。

「雨が降って、風が吹いた」などを繰り返し練習する。

この訓練は一単位から六単位、さらに長文まであり、それぞれ人によって訓練の状況が異なる。私は五単位まで行うことができた。五単位になると、文章が長くなるので、ある程度覚えなければいけないし、発音するのも苦労だ。

しかし、こうした訓練のおかげで、簡単な文章が話せるまでになった。家族とも、会話によるコミュニケーションがとれるようになった。五十音表を使い、単語がつくれずにもどかしく思っていたころから考えると、かなりの進歩だ。

## エプロン、鏡、ティッシュが食事のときの三種の神器

この病院は、社会復帰をめざすためのリハビリ訓練をするところだけに、入院中の生活も、できるだけ自分でするように組まれている。

たとえば食事は、歩ける人は病院の食堂に行って食べる。一方、私のように車いすが必要な人間には、朝、昼、晩と看護婦さんが病室に運んでくれるが、それを病室の

机に載せて、車いすに座って食べる。

食事時間も、左手を使う訓練のひとつなのだろう。左手がまだうまく使えない時期から、自分で食べるように言われた。そのかわり深めのお皿——特別に作られた皿で、スプーンですくいやすく、「こんなお皿があるのか」と初めて知った——を用意してくれるなど、細かい配慮が見られた。

私は、顔の左半分が麻痺していて噛《か》むことがうまくできなかったから、メニューはお粥と、おかずの中身は毎食違ったが、どれも粗く刻まれて食べやすいようにしてあった。

腰が弱っていて前かがみになることができず、まっすぐの姿勢のまま、左手にスプーンかフォークを持ち、料理に手を伸ばす。そしてそれをすくって口の右側に持っていくのだが、その動作はなかなか難しく、幼い子供みたいに、胸に掛けたエプロンにポロポロこぼし、食べるのに長い時間がかかった。

好物のプリンスメロンやスイカが出たときはうれしかったが、口の左側から、どうしても汁がこぼれ出てしまい、食べにくいのには閉口した。

食事は総じておいしかったが、まるで労働のように疲れた。

エプロンともうひとつ、食事のときに必需品だったのは鏡である。食べるときには、いつも鏡を目の前に置いた。鏡を見たほうが食べ物を口に運びやすいという利点もあるが、食べ物が顔についたり、牛乳がついて口のまわりが白くなっても、顔が麻痺して感覚がないためわからなかったからだ。

毎回、食事のときは鏡とティッシュをそばに置いて、鏡を見ながら何回も顔の汚れを拭きとった。

## 「帯状疱疹《たいじょうほうしん》」になり、一か月間、楽しみの入浴が禁止

入浴は毎日。ふつうの風呂以外に泡風呂があって、週二回はそちらに入れた。この泡風呂は、ひとり用の洋式の風呂で、脳卒中の人の血行をよくするというので人気があった。

介助の女性がふたり、男性がひとりついてくれ、着替えを手伝ったり、湯船に入れてくれた。一回に十分、肩までゆっくりつかれ、皮膚にあたる泡の刺激がなんとも気

持ちよかった。

ところが十二月も半ばを過ぎたある日、ふつうの風呂に入っていたら、介助の女性が「湿疹があるわね」と言う。右足の太ももの後ろのところからお尻にかけて、赤い虫刺されのような湿疹が密集しているという。右足は麻痺した側だったため、自分ではまったく気がつかなかった。

翌日、皮膚科で診察してもらい、「帯状疱疹《たいじょうほうしん》」という診断を受けた。初めて聞く病名だが、知覚神経に潜伏していたヘルペス・ウイルスが、体の免疫力が落ちたときなどに活性化して起こるという。

神経に沿って湿疹ができ、またウイルスが神経を刺激するので、ふつうは疼痛を伴うらしい。しかし私は麻痺した側だったので、幸いというべきか、悲しむべきか、痛みは感じないですんだ。

風呂も泡風呂も禁じられた。それからは毎日、看護婦さんに体を拭いてもらい、湿疹のあるところに薬を塗ってもらった。

完治したのは一か月後。待望の泡風呂、再開である。

病気といえば、左目が角膜潰瘍《かくまくかいよう》になっているというので、入院したときから毎月一回、眼科に通っていた。倒れた当初、涙腺が麻痺して涙が出ず、目が乾燥して潰瘍ができ、眼帯をしていたほうの目である。それが治っていなかったのだ。

毎月、眼科で治りぐあいを検査し、目の乾きを防ぐために、毎日、三時間ごとにナースステーションに行って、左目に三種類、右目に一種類の目薬を看護婦さんに差してもらった。おかげで潰瘍はよくなったが、目の濁りと視力低下は角膜移植でしか治る方法はないと、眼科の先生は言った。

## 歳月は流れ、退院を希望する

秋には三人部屋から六人部屋に移った。

その部屋は北側だったが、窓から丹沢が間近に見えた。

紅葉した丹沢は素晴らしかった。こんなに美しい紅葉は初めて見た。山頂から麓に向かって山が燃えるように赤く染まっていくのは、一大パノラマを見るようだった。

リハビリの訓練もなく暇なときは、窓からボーッと紅葉を眺めていた。美しい景色は、いつまで見ていても見飽きなかった。

病院の中にいると、季節を感じにくい。冷暖房や空調が完備しているから、夏、涼しく、冬、暖かい。そんな中で、窓から眺める丹沢の山々は、季節の移り変わりを教えてくれた。

このあたりは気候が温暖なので、雪はあまり降らないが、丹沢にはときどき降る。冬枯れした木々が薄く雪化粧した風景は、墨絵のようで美しい。

春になると、病院の裏庭にある数本の桜の木が、ピンク色の花を咲かせて満開になる。訓練のない時間に車いすで桜の木の下まで行き、暖かな日を浴びながら花を眺めるのが楽しみだった。

病院には、ほかにも、障害者が車いすの訓練をするための広場があった。日曜日には訓練がなかったので、患者たちは皆、思い思いに家族と語り合ったり、天気のいい日には広場まで日光浴に出かけたりした。

また、日曜日は外来患者もなく、病院内はひっそりしている。私はときどき一階の廊下で、手すりを使って歩く訓練もした。そこに、家族が病院のスタッフたちには内緒でおやつを持ってやって来るのが、密やかな楽しみだった。

車いすで初めて病院の外に出かけたのは、早春のころだったろうか。入院から半年は過ぎていたと思う。

どういう話からそうなったのかは忘れたが、妻と娘に車いすを押してもらい、近くにある「七沢の森」まで足をのばした。その日は休日だったのか、ハイキングに来た人たちが大勢いて、土産物屋も開いており、にぎやかだった。

屋台でたこ焼きを買い、三人で食べた。まわりを見渡しながら、昔、まだ子供たちが小さかったころ、家族でお祭りに行ったことを思い出していた。

病院への帰り道は、上りの坂道だった。妻と娘は交代で車いすを押してくれたが、疲れただろう。歩けない自分が、情けなかった。元気に歩いている健康な人たちが、うらやましかった。

そのころは、運動機能や作業機能の回復に限界を感じていたころでもあった。

ある一定のレベルまではできるように回復したのだが、それ以上に進まないのである。たとえば何かにつかまれば歩けるが、手を離すとふらついて危なく、一歩も進めない。右手で物をつかむまではできても、箸のような道具を持って物をつかむことは、ほんの一瞬しかできない、といったふうに。

一緒にリハビリをしている人たちは、私より先にどんどん退院していく。足踏みしているわが身が歯がゆくてならなかった。

やがて、岩槻脳神経外科に入院したときから数えて、一年近い歳月が流れた。

私は、退院を希望した。

＊

私は主人が七沢の病院に移ったあとも、最初の一か月は毎日、それ以降は週に五日、往復五時間かけて、主人の状態を見に通っていました。

私ができるリハビリ訓練は手伝い、少しずつ会話もできるようになっていたのですが、しばらく経つと、思うようには回復が進まなくなったのでしょう。

主人が退院を希望したとき、私はまだこの病院でリハビリを続けてほしいと思っていたので、病院の相談窓口にいるケースワーカーに相談してみました。

「それなら老人施設に行くのがいいかもしれないですね」

いとも簡単にそう言われたときは耳を疑い、思わず「えっ、老人施設？」と聞き返していました。主人も私も、五十歳を過ぎたばかり。年齢的に老人と言われるとは思ってもみなかったので、ちょっとショックでした。

たしかに老人は、私たちより経験豊富で素晴らしい方が多いのも事実。でも一般的には、〝受け身〟というイメージがあります。主人としては、まだ何かにチャレンジしたい、何かをやりたいという気持ちが強かったようで、自分と〝老人〟という言葉がもつイメージが結びつかないのでしょう。老人施設に行くとは言いませんでした。

主人が自宅に帰ると強く希望したため、四月中旬、退院しました。

それまでリハビリ訓練を続けていたわけですから、自宅でもなんとかなるだろうと、私たちはのんきに構えていました。でも本来なら、自宅でも安心して車いすの生活ができるように、家を改造し、主人専用の車いすを用意しておかなければいけなかったのです。

ところが急な退院だったため、車いすも病院から借りるしまつ。急きょ、ベッドやトイレの便器の両側に簡易手すりをつけたり、お風呂場には濡れてもいいいすを用意しましたが、車いすではひとりで廊下からトイレや洗面所、お風呂場に入れず、隣の部屋を利用して車いすの向きを変える状態。また、そこには二十センチくらいの段差があるので、車いすを持ち上げなければならなかったり、とても主人が生活できるような状況ではありませんでした。

それでも三週間ほど、自宅で過ごしましたが、「いまの状態ではだめだ。まだまだリハビリも必要。もう一度訓練しなくては」と主人も痛感したようです。

区の福祉課に相談したところ、新宿にある「東京都心身障害者福祉センター」という施設（社会復帰をするための訓練所）を紹介してくれました。と同時に、家を改造することが急務になりました。それまでは施設にいてくれたほうが、私も安心です。

ある日、区の福祉課の方と一緒に「東京都心身障害者福祉センター」に行きました。その日は、主人に、どの程度、運動機能や作業機能、言語機能が備わっているかをテストしたので、朝から午後までかかりました。そして、翌日、入所することが決まりました。

# 第四章　再び、暗転

## 心身障害者福祉センターで、穏やかな暮らしの感触が戻る

何がなんでも歩きたい、と思った。

その一心で、「東京都心身障害者福祉センター」に、五月十日、勤め先を休んでくれた娘に車で連れていってもらい入所した。近くには戸山公園や小高い丘陵地があり、木々も多く、緑に囲まれた環境のいいところだ。

このセンターはリハビリ訓練をする場所というより、心身障害者が、生活しながら社会に出て独り立ちできるようにするところ、といったほうがいいだろう。病院ではなく、生活の場を提供してくれる施設といったほうが正しい。

もちろんリハビリ訓練をする時間もあって、毎日午前中に運動機能と作業機能の回復訓練、私のように言葉が出にくい人には、午後に言語訓練があった。

私はさっそく、自分の身長に合わせた個別仕様の車いすを作り、乗ることにした。

入所してびっくりしたのは、独身者が半数以上を占めていて、私よりもずっと若い

人たちが多かったことだ。若い人のほとんどは交通事故や何かの事故で頸椎《けいつい》を損傷し、車いす生活を余儀なくされていた。

一階の部屋は車いすを使う人たちに割り当てられ、二階は杖をついて歩ける人たちのための部屋になっていた。私の部屋は三階建ての一階、一〇一号室で、介護の人たちが待機する部屋の前にあった。一〇一号室は四人部屋だったが、先に入所していたSさんと、ふたりで暮らすことになった。

Sさんは、病院では「もう歩けないだろう」と、さじを投げられた方だ。しかし入所以来、廊下で杖を使って歩く訓練をするなど努力に努力を重ね、まだ日常生活では車いすが必要だったものの、杖を使えば少しは歩けるほどになっていた。のども切開していたが、電話で話せるくらい、言葉が出るようになっていた。

それから一〇五号室のSさん。倒れて三年経つというが、車いすを使いながらも少しは歩けるようだった。一〇三号室のTさんは倒れて五年。私と同じように左手で食事をしていたが、右手で茶碗を持てるまでになっていた。

こうした人たちの努力には頭が下がった。彼らは私の希望であり、大きな励みでもあった。

入所して三か月経った八月のある日、初めて同室のSさんと囲碁と将棋を指した。私の左手はブルブル震えて不安定だったが、囲碁は先番が四目置いても中押しで勝つことができた。将棋はSさんの一方的な勝ちだった。

忘れていた穏やかな暮らしの感触が、少しずつ戻ってきていた。

## 快適に生きるために行ったこと

倒れる前からしていた歯の治療を再開するために、歯医者に行くことにした。左下の三本の歯がなかったので、差し歯か入れ歯で埋めるつもりだった。

皆がよく行く、センター近くの歯医者では、私の顔面麻痺が強くて治療ができないと言われたため、国立医療センターの歯科に予約をいれて通うことにした。

最初の日は妻に車いすを押してもらい公園を通り抜けて行ったが、意外に遠かったので次からはタクシーを使った。

歯科医は女医さんだった。テキパキしているうえ、患者にやさしく接してくれる。

たぶん、脳卒中の患者をたくさん診てきているのだろう。

先生は、私が何度も通うのは大変だろうと、毎週一回通って、五回ですむスケジュールで入れ歯を作る配慮をしてくれた。

入れ歯にしたら、前よりはっきりしゃべれるようになったようだ。

顔の左半分は、まだ麻痺して感覚がなかったが、食事のときに唇や口の裏側を噛まなくなったので、それも入れ歯の効果だと思う。

月に一回は理髪店へも行った。

センター前の公園を通り抜けたところにスーパーがあり、その一階に理髪店はあった。経営者が心身障害者に理解のある方で、センターの人たちが行きつけの店である。

私が車いすから店のいすに移ると親切な親子のどちらかが散髪をしてくれ、ひげを剃り、さっぱりした気分にさせてくれた。

理髪店への行き帰りは、いい運動になった。

七夕、花火大会、納涼大会など、夏の風物詩も堪能した。

七夕のときはセンターの玄関に笹の葉が飾られ、入所者がそれぞれ短冊に願いを込めていた。私は銀色の短冊に左手で「早い回復を」と書き、願った。七夕に、こんな切実な願いを込めたのは生まれて初めてだった。

花火大会はセンター前の広場で行われたが、介護の人たちが仕掛け花火や線香花火など、いろいろな花火をありったけ集めて楽しませてくれた。パチパチはじけたり、ドーンと威勢よく上がる音や、きれいな模様を描く線香花火は懐かしく、点火するたびにオーッと歓声が沸いたり、童心に帰って、皆はしゃいでいた。

納涼大会はセンターの隣にある児童相談センターの主催だったが、模擬店が出て近所に住む人たちや、子供たちもたくさん来てにぎわった。私は、ちょうど息子が見舞いに来てくれていたので車いすを押してもらい、妻と三人で出かけた。模擬店ではフランクフルトと、ジュースと、うちわを買った。いままで食べたフランクフルトの中で、このときほどうまいと思ったものはない。

＊

このセンターでは毎週一回、月曜日に連絡会があり、新しく入ってくる人たちを紹介したり、入所者から生活棟の改善点などの意見を聞いて、快適な生活空間をつくろうと努力されているようです。

入所者一人ひとりの相談にのってくれるのもありがたく、主人がセンターに入った目的のひとつは、いまのような体の状態で、ひとりで安心して家にいることができるようになるにはどうしたらいいか、そのために、いかに最低のコストで家の改造ができるかを相談することにありました。

それは、四月に七沢の病院から退院したとき、いたるところに段差があるいまの家では、とても主人が生活をするのは無理と痛感したからです。

七月九、十、十一の三日間、主人は一時帰宅しました。九日にはセンターの先生ふたりと、福祉課の方が来宅して、主人が過ごしやすい家の構造にするにはどう改造したらいいか、話し合いました。

その結果、「風呂、トイレ、洗面所の全面改造」「入口の造り替え」「六畳の部屋と居間の床の張り替え」を行うことにしました。

後日、区の福祉課の方から、家の改造をどこの業者にするか聞かれましたが、よくわからなかったので、区から業者を紹介してもらい、主人が動く場所は、全部バリアフリーにすることにしました。そして、トイレ、洗面所、お風呂場の、約二十センチの段差が残る場所には、工事が終わったあと、「段差スケット」という段差解消機を据えつけることにしました。

それは、表面に強化コルク板が張ってある装置で、車いすごと乗ってスイッチを押すと、油圧でステージがウィーンと上がって、段差がなくなり、またスイッチを押すと下がって、もとどおりになる仕掛けです。これなら車いすでも快適に動けます。

八月二日に倉庫会社に家財道具などを預け、最低限、生活に必要な荷物を持って、娘と私は八月四日、埼玉県上福岡市にあるロフト付きワンルームのアパートに越しました。短期間の入居でも了承してもらえ、家賃も安く、娘が通勤しやすい場所を探したのです。

工事は予定より二週間遅れて始まりましたが、一か月ちょっとかかって完成。いつ主人が戻ってきても安心して迎えられるわが家になりました。

## 車いすで初めて街なかを散策する

このセンターで体験したことが、のちのちの自分の人生の根っこになったのかな、といまにして思うときがある。

ある日、車いすのままで路線バスに乗る方法を学んだ。センター前から新宿三丁目の伊勢丹前までの、小さな旅である。同行者はセンターの先生と妻のふたり。

路線バスのすべてが車いすに対応しているわけではないが、この路線は沿線にセンターがあるからか、一台おきにリフト付きバスが走っていた。

バスの後方の広いドアが開いて階段がリフトになり、それに車いすのまま乗ると上まで上げてくれる。バスの中は車いすが二台固定できるようになっているので、安心して乗っていられた。それでも妻と先生は座席に座ることなく、私の横に立ってくれていた。

降りるときも同じドアからリフトに乗って降りた。料金は障害者用のフリーパスを初めて使い、無料だった。

伊勢丹ではなんの売り場を見たのか覚えていないが、障害者用のトイレで用を足した。

車いすでバスに乗ることも、外出先でトイレに入ることも、初めての体験だった。私は少し興奮していた。

次の機会に出かけたのは、池袋にある東武百貨店と、新宿御苑である。センターをはさんで、ふたつは逆方向にあったが、どちらもセンターから近く、娘の車で連れていってもらうぶんにはわけない距離だった。車に乗るとき、車いすは折りたたんでトランクに入れた。

娘の車という安心感もあったかもしれない。私は臆することなくワクワクして出かけた。東武百貨店は日本一の広さになったということだった。人混みに入って疲れたが、久しぶりに「世間」を感じた。

車いす対応のトイレは、店内のどのフロアにも完備されていた。

新宿御苑では駐車場のトイレが障害者用になっていた。御苑の中は玉砂利が敷きつめられていて、車いすでは少し動きづらかったが、同じように車いすで散策している人も見かけた。階段があるところでは見ず知らずの人が車いすを持ち上げて、上り下りの手伝いをしてくれた。

空は青く澄みわたり、赤とんぼが飛び交い、空気はすがすがしく、気持ちがなごんだ。

## 左手の人差し指だけでパソコンのキーを打ち、手記を作成

パソコンで文章を書く練習を始めたのも、ここにいるときである。

作業訓練のメニューのひとつに「パソコンの一太郎で手記を書く」というテーマがあった。訓練は毎日午後、M先生のもとで行われた。

ほかに、左手で「絵を塗る」「線を引く」「紙の枚数を数える」「はさみと糊を使って封筒を作る」「中学三年の国語の教科書を写して書く」「パズルで百から三百ピースの絵を作る」といった課題があり、自主トレーニングだから、その中からやりたい内容を選んで、約二時間かけて訓練する。

パソコンと並行して字を書く訓練を私は選択した。左手で書くうえにバランス感覚が悪いので、一所懸命書くのに、お世辞にもきれいとはいえない字しか書けなかったからである。

私は、中学三年の国語の教科書に載っていた「山火事」という題の文章を、半ペー

ジずつ原稿用紙に書き写した。写すのに一時間は要した。
このころも継続していた娘との交換日記に、当時の様子がほのかに見えるところがあるので抜粋してみる。

私　現在、言語訓練の先生に本を借りて読んでいるところです。一冊目は東京医科歯科大の学生が書いた『脳卒中実習記』です。本人は歩くのがやっとですが、他人の助けを借りて復学し、「やれるところまでがんばってみる」という決意で終わっています。すごく努力された様子。症状は私の出血と同じくらい重そうです。もう一冊は星野富弘氏の『かぎりなくやさしい花々』という本です。本人は首から下が麻痺していて、花を想う純粋な心を、口で絵と詩に書いています。群大を卒業して先生になり、跳び箱に失敗して約十年の闘病生活をされている。こちらもすごく努力されている様子。二冊とも読んで「生きることの尊さ」を感じました。私も、もう少し自分を見つめてみたい。

娘

いま、作業訓練でパソコンソフト「文書作成機能」を勉強しています。いずれ、手記を書いてみようかと思っています。

本を二冊読んでいろいろ感じたようですね。生きることの尊さを感じたとのこと。私はどちらかというと生きることの不思議さを感じます。

家族は皆、なぜか生きている。忙しい毎日を過ごす。生きるがゆえの悩みです。話は変わりますが、そのうち、手記を書く予定とのこと。さすが、お父さん、やるねーという感じです。家族一同応援しているので、がんばろうね。

文章を書く訓練や交換日記をすることで、左手で文字を書く能力は少しずつ進歩し、ノート一ページに約十五行——文字は一行おきに書いた——は書けるようになった。また、一太郎を使って、倒れてから新宿のセンターで過ごすまでの話を書いた手記は、「わたしの脳卒中の手記」として結実し、先生や、何人か同じような症状の人にさしあげたりもした。

左手の人差し指だけでパソコンのキーを打つので、時間がかかり、書き上げるまでに約一か月かかったが、五インチのフロッピーにセーブし、十八ページの第一版をプリントアウトしたときは、「やればできる」という達成感に包まれた。

## 前途に立ちはだかった壁

言語訓練は毎週一回一時間、センターの三階で、言語課のT先生が指導してくれた。星野富弘氏の本を貸してくれた先生である。

最初の一か月は、表に絵、裏に文章が書かれたカードを使い、簡単な発音の練習をした。たとえばカードには「男の子がシャツを着ている」「女の子がシャツを着ている」「熊がシャツを着ている」など約十種類の文章が書かれてあり（表にはシャツを着た男の子や、女の子、熊の絵がかわいらしく描いてある）、それを読んで発音する。

四週目からは、カードを読んだ声をカセットテープに録音し、先生に評価してもらった。先生は、私の発音がうまくいかない単語をピックアップしてメモしてくれ、私はそれを繰り返し読んで練習した。

歌を歌う練習もした。戸外に出て、文部省唱歌の「ふるさと」を、息継ぎが長くできるよう歌うのである。息継ぎが長くできると、それだけスムーズに歌えることになる。

ある日、「熊が皿を洗っている」などと書かれたカードを約二十枚読む訓練をしたところ、「ラ行の発音がもう一歩」と先生に指摘された。それでも、最初、発音しにくかった「さ、し、す、せ、そ」「ぱ、ぴ、ぷ、ぺ、ぽ」「しゃ、しゅ、しょ」は、だいぶ発音できるようになって、人にもわかってもらえるまで向上していた。

『ジャックと豆の木』の一部分を読まされたときも、わりと早く読めた。

「それはね」と、本を読み終えた私に、T先生は練習を離れてよもやま話を始めた。

「奥さんが毎日来てくれて、話し相手になってくれているのが大きいんですよ。感謝しなくちゃね」

たまたま先生と妻は地下鉄で一緒になり、話をしながら帰ったことがあったという。

「岩槻にも、厚木にも、新宿にも、欠かさず通ってくれるなんて、誰にでもできることではないですよ。センターでも手本にしなくてはと話しているんです。ここまで回復できたのは、本人の努力と奥さんの努力があったからですね」

先生はさらに、私を諭すように話を続けた。

「脳内出血や脳梗塞《のうこうそく》は、比較的症状が軽いことが多いけれど、脳幹部に出血が起きたら、ふつうは死ぬか、よくて寝たきりになる。それが奇跡的に助かって、車いすにも乗れるようになった。いまではパソコンで文章を書けると聞いたら、岩槻病院の先生たちは、きっとビックリしますよ。初期の病院の対応がよかったんですね」

岩槻脳神経外科病院には、最新技術のＭＲＩがあり、先生方は私の症状を、すぐに〝脳幹部出血で手術ができない場所〟と診断した。その処置が私を救ってくれたのである。

多くの人たちに助けられてここまで来たのだと、あらためて強く思った。

一方、運動訓練は毎日午前中、Ｉ先生のもとで「平行棒で立つ練習二十回」「マットで起き上がり十回」「膝の屈伸十回」「車いすで五メートルのスロープを上り下り十回」「センターの入口の坂を、車いすで往復約十分」などを、二時間かけて自主トレーニングした。七沢の病院で訓練したメニューと同じような内容もあった。

私はそのころ、寝ているとき、左に寝返りを打つことはできたが右へはできなかった。そこで自主トレーニングのときに、初めて右に寝返りする練習をした。うまくできたあとは両腕の力がついてきているのか、うつぶせ寝もできるようになった。

それからマットの上での起き上がり十回、屈伸十回など腰や手、腕の筋肉を強化する訓練を約一時間かけて行った。心なしか足腰が強くなっていると感じるときもあった。

しかし、言葉の回復に比べ、運動機能や作業機能の回復の速度は心もとなかった。「歩けるようになるのだろうか」「ひとりで外出できるようになるのだろうか」「流《りゅう》暢《ちょう》に話せるようになるのだろうか」と悩み、焦った。

そんな思いを相談員にぶつけたところ、「訓練することで少しずつ機能は回復するけれど、もとどおりの体には戻らないんです」と言われた。「歩くことは、無理ですね」

……歩けない。

ショックだった。いままでがんばって努力してきた年月はなんだったのか。

「歩きたい」とひたすら思い、それを目標に苦しいリハビリに励んできたのだ。

娘と息子の結婚式で、ふつうの父親のような姿でいたいと思い、それを励みに気持ちを奮い立たせてきたのだ。
希望を、見失った。

（娘との交換日記より）

私　今日は天気がよく、外は暖かい。
私も、ぼつぼつ新しい第二の人生を考える時期に来たようだ。約三十年過ごしてきた人生を捨てるのはつらいが、いまの自分にはそれしか道がない。家族には申しわけないと思っているが、いままでの人生に代わるものを、何か見つけないといけないだろう。
おまえが「うん、うん、そのとおりだ」と思ったという、小曽根俊子さんの詩、「悲しみだって同じです」をありがとう。いまの私を表しているようで、私も早く本気を出して生きなくてはと思った。

娘　七沢の病院にいたとき、お父さんは歩行器具を使って、がんばって歩いていましたね。リハビリの成果で、寝たきりだったお父さんに比べたら、ずいぶん進歩しているように感じました。

お父さんを見ていると、ふだん人間は何気なく歩いていますが、そのことが、不思議に感じます。

お父さんだって、いままで、歩くために努力をしたことはなかったと思います。けど、いま、「歩く」ということに興味をもち、努力をしています。歩こうとするお父さんの根性と努力に、私は感動しました。お父さんを通じて人間の大きさを感じます。私のできる範囲でお父さんの力になりたい。

今日は、お父さんに、小曽根俊子さんの「ボタン」という詩を贈ります。

詩人の小曽根さんには脳性麻痺があると前に書いたけど、どの詩も飾りがなくて、だからこそ、静かな感動を覚えます。

お父さんもわかってくれたようで、うれしい。

ボタン

まだ時間はあるさ
かけまちがえたと

気づいたら
もう一度
はじめからやりなおす
それも立派な勇気なんだよ

人生だって
おんなじことさ
あやまちに気づいたら
もう一度
やりなおせばいい
だれも笑うことなど
できはしないよ

（小曽根俊子詩集『命よ燃えろ心よ光れ』講談社・絶版）

# 第五章　初めての車いすの旅

## 自分自身との闘い

＊

「歩けない」という宣告は、歩けるようにと必死でがんばっていた主人を日々見ていた私たち家族にも、ショックをもたらしました。

特に娘は「ひどい」と言ってプリプリ怒っていました。

「だって前の病院では歩く練習をしていたのに、こっちの施設では歩くのは無理だっていう。寝たきりだったお父さんが、リハビリして立てるようになり、しゃべれるようになったのよ。そして歩こうと努力しているんじゃない。それがお父さんの希望だったのよ。

たしかに医学的に見たら、歩けないのかもしれない。でも〝機能的に無理だから、歩けません〟って簡単に言ってほしくないよ。言うなら、本人や家族の気持ちをちゃんと考えて宣言してほしい。障害をもっているのはお父さんで私じゃないけど、こんなふうに言われたら、私が〝もうだめだ〟って言われたみたいに悲しいよ」

私自身、体に麻痺がある人は訓練によって少しでも筋肉をほぐすとともに、目標をつくり、それに向かって努力することがとても重要であると、主人のリハビリに毎日つき合って痛感していました。

その目標が失われるのですから、娘の怒りもよくわかります。

もしかしたら、このことは、癌の告知に似ている問題かもしれません。

でも、新しくなったわが家に主人が戻り、家族で、新鮮な気持ちで再出発をして思いました。

はっきり教えてもらってよかったと。

もし、あのまま知らずに歩く希望を持ち続けていたら、いたずらに時間を費やしていたかもしれない。もちろん、どんな訓練にもむだはないとしても、いつまでも歩けなければ、いらだちがつのらないともかぎりません。

新しい世界を開くには、事実を知り、つらくても受け入れることが大切だと思うのです。

主人は意志の強い人です。仮にひとつの目標が失われても、いつかきっと新しい目標に向かってがんばれると、私は信じていました。

＊

十月二日、改造がすっかり終わった自宅に、車いすで帰った。前に一時帰宅したときも思ったが、障害をもつまでは、マンションの入口の階段の横にスロープがあり、車いすでもスムーズに出入りできるようになっていることに、まるで気がつかなかった。いままで当たり前に目にしていた風景が、車いすに乗ることで違った角度から見えるようになったのだ。このスロープのおかげで、どんなに助かったことか。

妻と娘はすでに上福岡のアパートを引きはらって戻っていて、家具ももとどおりの位置に置かれていた。見慣れた光景、懐かしいにおい……。ああ、やっぱりわが家が、いちばん落ち着く。

家の中では玄関や、リビングと寝室の間の敷居に段差がなくなっていた。洗面所、風呂、トイレの入口には「段差解消機（段差スケット）」が据えつけてあり、車いすで楽に入ることができた。

しかし、私は家で何をしたらいいのだろう。

仕事をしていたときは、朝早く家を出て夜遅く帰宅するまで働いて、それを生きがいにしていた平凡な男である。

会社は、横浜の新しいビルなら車いす対応のトイレがあり、障害者にもやさしい造りになっているから復職したらどうかと勧めてくれた。

できるなら、もう一度仕事がしたかった。できたら、どんなにうれしいか。けれど、私はひとりでは行動できないし、話せるようになったといっても、まだまだわかりにくい発音がある。足手まといになることは目に見えている。

ありがたい申し出だったが、辞退せざるをえなかった。それでも会社は四年間、在宅勤務という扱いにしてくれた。

しばらくの間は自宅で字を書く練習や、家でできるリハビリ体操を毎日していた。言語訓練だけは週に一回、江東区の扇橋にある障害者福祉センターに、車いすを妻に押してもらって出かけ、グループで会話をしたり、宿題に出された短文作りを、左手では書きにくいのでワープロで書いたりしたが、どの機能も目に見えるほどの進歩はなかった。

半年くらい経ったとき――マンションのまわりや近くの公園の樹木や草花は、すっかり春の装いに衣更《ころもが》えしていた――、私は思いたって新宿の心身障害者福祉センターを訪ね、電動車いすの適合判定をしてもらうことにした。本当にひとりで外出できないのか、試したかったのである。

先生に頼んで電動車いすを借り、センターの訓練室で試乗した。スイッチボックスを操作し、まっすぐ進もうとするのだが、何度試みても蛇行したり斜めに進んだりして正常に走ることができず、怖い思いをした。

どうも私の場合、平衡感覚や運動機能の障害などが原因で、まっすぐ進むのは難しいらしい。

電動車いすに乗るのはあきらめたが、「そういえば」と、ふと七沢の病院で平行棒を利用して歩く訓練をしたことを思い出した。家に平行棒があれば、歩く訓練ができるんじゃないか。

依然として、子供の結婚式に出て祝ってやりたいという思いが強かった。

それに、まだまだ自分の生活だって楽しみたかった。

そのためには足腰をいま以上に鍛えなければならない。

さっそく在宅リハビリの人に相談して調べてもらったが、誰かがついて訓練しないと危険だと言われ、自宅に平行棒を入れる算段もついえた。

あれこれ構想は練るものも、なかなか実を結ぶまでには至らず、絶望感や無力感にたびたびおそわれた。

ときどきは妻に連れられて近くの公園に散歩に行ったり、食事をしたり、美術館に連れていってもらったりした。

それはそれで楽しいにちがいないが、何かが足りない。

自分に残された能力はないのか。記憶力や左手の機能を使って何かできることはないのか、悶々と悩む時期が続いた。

自宅で文字を書く練習やリハビリ体操をし、散歩に出かけたり、それなりに平穏な日々ではあったが、毎日仕事で飛びまわり、それが生きがいだった私には、むなしさは拭いきれなかった。焦燥感を抱きながら一年が過ぎた。

## 妻との二人三脚

倒れてからの自分の人生を振り返って、忘れてならないのが妻の存在である。

妻は私が入院した岩槻脳神経外科病院、厚木の七沢リハビリテーション病院、新宿の東京都心身障害者福祉センターのどこへも、都合がつくかぎり欠かさず来てくれた。岩槻、厚木のいずれも、病院まで往復すると五時間近くかかる。新宿のセンターでさえ、往復すれば約三時間はかかる。特に岩槻の病院に入院していたころ、私は体も動かず言葉も話せず、精神的にも不安定だったうえ、妻自身、これからどうなるかわからない不安を抱えていたと思うが、愚痴も言わず、よくつき合ってくれたと思う。

リハビリの自主訓練ではサポート役をしてくれ、また言語訓練や来客時に、私の発音が通じにくいときの通訳をしてくれる。

もちろん車いすを押してくれるのも妻である。

それればかりではなく日常的な世話のいっさいを妻に頼っている。たとえば施設にいたときは介護の人が入浴を手伝ってくれたが、家では妻がひとりでしなければならない。倒れる前と比べたら、私はかなりやせたとはいえ、男の体を女ひとりで風呂に入れるのはかなりの力仕事である。

なにしろ風呂に入るときは、こんなぐあいなのだ。

——七沢リハビリテーション病院で使っていた腰ひもを私の腰につけ、それと私の手を妻が持ち体を支えてもらう。私は左手で風呂場の手すりにつかまって、車いすから立ち上がると同時に腰ひもを引き上げてもらい、風呂場に置いたいすに移動して座る。湯船に入るときも同じ動作を繰り返し、また、湯船から上がるときも腰ひもを引き上げてもらう。そのため、ふたりの呼吸が合わないと危険だ——。

妻の献身的な介護は、センターの先生から言われたとおり、誰にでもできることではないだろう。

もし妻がいなかったら、と考えると恐ろしい。たぶん私はリハビリもできず、車いすで生活することもできず、大げさにいえば生きてくることも不可能だったかもしれない。

仕事をしていたときは、私が妻の頼りになっていたと思うが、いまは逆転して、妻が私の大きな支えになっている。

＊

私ばかりでなく家族が主人を支えてこられたのは、主人の思いやりある人柄のたまものだと思います。

倒れる前は、どんなに仕事が忙しくても、休日は家庭サービスに努めてくれ、食事や買い物に出かけるなど、楽しく過ごす時間をつくってくれました。私たちには思い出がたくさんあります。主人には絶対元気になってもらい、また楽しい日々を過ごしたいという強い気持ちが、家族の中にはありました。

私が頻繁に病院に通ったのは、家でじっとしているより、主人の顔を見ていたほうが、安心できたからです。特別、人の手本になるような行いではありません。

主人が回復するにつれ、病院に行くのは週五日。残りの二日で家のことをしたり、買い物に出かけたり、友達と会ったり。私自身の時間も、少しはもてていました。けれど、ある意味で、主人の介護をすることが、私の生きがいになっていたともいえます。主人が仕事をしていたころは、毎日帰宅が遅く、休日を除けば、一緒に過ごす時間はあまりありませんでした。それが倒れたあとは、毎日のようにそばにいるのですから。

運動機能のリハビリ訓練で、マットから転げそうになる主人の体を押さえたりしながら、右手でボールが少し投げられたといっては一緒に喜び、手すりをつかめないといっては共に嘆き、言語訓練のあと、少しでも言葉が話せるようになると、子供のように会話を弾ませた日々。まるで一心同体といった感じでした。

たしかに重大な病気にはちがいないのでしょうが、不思議に大変とは思わず、不幸と思ったこともありません。

こうした背景には、一年半の入院中、生活費の心配をあまりしなくてもすんだという事情も大きかったと思います。

ふつう一家の大黒柱が長期入院すると、収入がなくなるうえに入院費がかかる、さらに子供も養っていかなければならないとしたら、妻がパートに出るなどして働かなければならないでしょう。とても夫のリハビリにつき合っている時間などないはず。

幸い、私たちの場合は娘も働いており、息子は大学生で奨学金をもらうようにしました。主人の会社も在宅勤務ということでお給料を払ってくれるなど、少しは恵まれていたので家の改造もできたのです。

家族は生活費の心配をすることなく主人の回復に専念できました。私がほとんど毎日、病院通いができたのも、そんなわけです。どんなに家族愛があっても、生活が安定していなければ、いまのような主人の回復は無理だったでしょう。

もちろん主人が倒れるなんて予期しないことでしたが、万が一、何かが起きたときに対応できるくらいの経済力は備えておくべきだと、今回の経験を通じて肝に銘じました。

## 車いすで初めて飛行機に乗る

娘が婚約した。

相手を紹介されたとき、私はまだ厚木の七沢リハビリテーション病院でリハビリ訓練をしており、その食堂で娘は「彼と結婚したいの」と言った。

彼は明るく、積極的で、まじめな人柄なのが見てとれた。それに、私は、娘の結婚式を目標にがんばってリハビリしてきたといっても過言ではないのだから、結婚することに不服があるはずがない。

ところが、いざ「結婚する」と言われるとうろたえる気持ちが強く、「この男性は若いが経済力はあるだろうか」「共働きで苦労はしないか」「いままで娘はほとんど料理を作らなかったが、それでうまくやっていけるのだろうか」などと、よけいな心配ばかりが頭に浮かんだ。

なかでもいちばん不安だったのは、「父親が障害者でも先方は受け入れてくれるのだろうか」ということだった。

そのときは聞き取りにくい発音でもしゃべることはできたが、「おめでとう」と言った記憶はない。複雑な思いは娘への交換日記にミミズの這《は》ったような字で書いたが、娘は意に介するふうもなく、私の体がこんなでも、相手の両親が反対しているとも聞かなかった。そうなると私にも、さしたる反対理由はなかった。

それからしばらくして私は自宅に戻ったが、その一年後に婚約がととのい、それを機に妻と娘と三人で、故郷の広島市の寺に報告を兼ねて出かけようと決意した。

「決意」と書いたのはトイレの心配があったからだ。元気なときはトイレのことなど一度も心配したことがなかったが、障害者になると最大の懸案事項である。

――車いすでトイレに入るには、ドアまでフラットか、せめてスロープであってほしい。階段があると妻だけの介助では、どうすることもできない。

車いす対応のトイレのドアが引き戸になっているのは、車いすの利用者がひとりでも容易に出入りできる幅が必要だからだ。ドアは手動もあるが、自動も多い。

中には車いすの向きを変えられるだけの広いスペースがあり、L字型の手すりがついている。最近では、多目的トイレと呼ばれ、赤ちゃんを寝かせるベッド、物を置く台、洗浄機能のついた便器など、車いす以外にも対応したトイレも増えてきた。

こうしたトイレがなくても、最低でも洋式トイレがあれば、私はなんとかできるのだが、その場合は、介助者が妻なので女性トイレを利用するうえ、ドアの外に車いすを置いて中まで歩かなければならないので、かなり大変だ――。


というわけで旅の準備として、まず妻に、羽田空港、広島空港、宿泊を予定しているホテルに電話をかけてもらい、車いす対応のトイレがあるかどうか、空港では、だいたいどのあたりにあるかを確認した。空港もホテルもちゃんと車いす対応になっているというので、ほっとした。

飛行機は全日空を利用することにした。会社勤めをしていたころ出張が多かった私は、以前からANAカードを持っていたからだ。

会員専用の予約窓口に電話をかけ、車いすに乗っていることを伝えて予約した。

羽田空港から広島空港までのフライト時間は一時間二、三十分。乗る前に空港でトイレに行っておけば、機内では大丈夫だろう。

そうしてトイレの心配がなくなると、すっかり安心して、まるで子供が遠足を楽しみにするように、広島行きを心待ちにするようになった。

出発の日、倒れてから一度も乗ったことのない電車を乗り継いで羽田空港まで行く自信がなかったので、タクシーで行くことにした。

タクシーは、空港の搭乗手続きカウンターがある二階に着けてくれた。

カウンターで搭乗手続きをすませ、機内へは自分の車いすで入るのかと思ったら、全日空の機内専用の車いすに乗り換えるという。私の車いすは、手荷物として預けることになった。

それからは全日空のスタッフが車いすを押してくれ、一般客と同じように機内持ち込み荷物の検査を受け、動く歩道に乗って搭乗口まで行った。そこで待つ間にトイレに行き、さらにしばらく待ったあと、他の乗客より先に機内に案内された。

広島行きの飛行機は「旅客搭乗橋」で搭乗口と連結されていたので、タラップを上り下りすることなく、車いすのまま機内に入れて楽だった。

スタッフがそのまま車いすを押し、指定の座席まで案内してくれた。私が座席に移るとシートベルトを締めてくれて、搭乗は無事完了した。

羽田空港に着いてから飛行機に乗り込むまで、スタッフの手はわずらわせたものの、拍子抜けするほどスムーズに事が運んだ。車いすで旅に出るのに飛行機は心地よい手段のように思えた。

飛行機に乗るのは何年ぶりだろう。元気だったころは幾度となく乗り、機内では新聞を読むか寝るかだったが、障害をもって乗ると、乗れること自体がありがたく、眼下に見える雲海や、雲のあいまから見える地形や、果てしなく続く真っ青な空をくい入るように眺めながら、いろいろなものに感謝したくなる気持ちになるのだった。

広島空港に近づくと、下降を続ける機体の窓からは、見慣れた瀬戸内海の島々や市街地ではなく、鬱蒼《うっそう》とした山並みが見えたので一瞬びっくりしたが、すぐに、市内の西側にあった空港が車で一時間くらい離れた東側に移転したことを思い出した。新しくなった空港に降り立つのは初めてだった。

乗客が全員降りたあと、全日空のスタッフが来てくれて機内用の車いすに私を移し、通路を通って飛行機から降りることができた。そして、エレベーターで一階にある到着ロビーまで降りて、手荷物受け取りの回転ベルトのところまで連れてきてもらい、そこで自分の車いすに乗り換えた。

ところが空港を出てみると、広島市内に行く手段は高速バスしかないという。そういえば、飛行機を降りてからのことは何も考えていなかったと、はたと気づいた。

江東区障害者福祉センターに通っていたときに、観光バスには乗ったことがある。でもそのときは介助の方がついていてくれたし、これまで高速バスに乗った経験はなく、不安だった。

たまたま娘が車の免許を持ってきていたので、急きょレンタカーを借りてホテルに向かうことにした。

一時間ほどでホテルに着き、それほど大変でなかったとはいえ、移動と緊張で疲れた体を少し休めた。それから菩提寺になっている寺に行き、自分が車いすに乗るようになったいきさつや、娘の結婚が決まったことを、亡き両親に心の中で報告した。妻や娘は何を語りかけたのだろうか、穏やかな表情をしていた。たぶん、麻痺の残る私の顔も、精いっぱい、そんな表情だったにちがいない。

翌日はレンタカーで、私の生まれ育った街まで出かけた。

そのあたり一帯は段原地区といい、比治山の東側にあったため、原爆が落とされたときも火災から免れ、昔からのたたずまいを残していたところだ。しかし、ほかの街並みと同じように最近は都市の再開発が進み、昔の面影は少なくなっていた。再開発が残っているのは実家のある地区だけだったが、それも時間の問題のようだった。

以前は、彼岸のころになると玄関の前の曼珠沙華《まんじゅしゃげ》が真っ赤な花を咲かせ、春には大きなツツジの木に花が咲き乱れていたが、実家はすでに住む人もなく、ひっそりと静まり返っていた。

よく買いに行った駄菓子屋も、青果店も、文房具屋も、友達の家も、いまは空き地になり、すべてが、それを知る人々の心の中にしか存在しない思い出となった。

ただ広島特有の、じっとり汗ばむような残暑だけは変わらず、強い日差しが人けのない家に照りつけていた。

そこから母校の小学校、マラソンで一周した黄金山などを車でまわり、空港に行ってレンタカーを戻し、来たときと同じ手続きを踏んで飛行機に乗った。

こうして初めての飛行機の旅は、無事に終わった。

## 遠く離れた九州の地で、娘の結婚式を祝う

結婚式は、翌年の三月、大分県Ｈ市の結婚式場で行われた。そこは相手の男性の故郷だった。

今回も全日空を利用した。Ｈ市は大分県でも福岡県寄りにあるので、結婚式の二日前に飛行機で羽田から福岡空港まで行き、娘に迎えに来てもらうことにした。

このときも広島に行ったときと同様、「旅客搭乗橋」で搭乗口と飛行機が連結されていたので、タラップを上り下りすることはなかった。

娘がこれから生活するところは、どんな町だろうか。

あれこれ想像しているうちに福岡空港に着いた。到着出口を出たところで、ひと足先に着いていた娘と彼が出迎えてくれた。

「忙しいところ、わざわざ来てくれて、ありがとう」

妻が通訳してくれた。

彼とは私が七沢の病院にいたとき、娘から紹介されて会っている。明るく、まじめな人だな、という印象だったが、今回、再会してみて、あのとき思ったとおりの人だという思いを強くした。

「娘を、よろしくお願いします」

頭を下げて、車の後部座席に乗り込んだ。

車は福岡空港の駐車場から通りに出て、混雑した道路を走り、高速に入った。そこから五十分くらいでH市のインターに着くという。

車窓からは山を切り開いたところや、田園風景、遠くには九重《くじゅう》山脈が見えた。杉の山林やぶどう棚が、目に入っては、後方に過ぎ去る。東京では考えられない、自然あふれる山間《やまあい》を通り抜け、H市のインターに着いた。

インターを降りると建物がたくさん見えてきた。H市は水が清らかなことが有名で、小京都とも聞いている。徳川幕府の天領だったころのたたずまいも残っているが、近代的な建物も多く、ほっとした。

市内には、いまは障害者に対応したホテルもできたが、そのころはビジネスホテルしかなかった。私が泊まったホテルもバリアフリーになっていなかったため、洗面、風呂、トイレが一緒になっているバスルームには、入口に高い段差があった。どうやったら洗面とトイレが利用できるだろうか。妻とふたり、あれこれない知恵を出し合って、こんなふうにした。

――部屋には化粧鏡の前にいすがあったので、洗面するときはそのいすを中に入れた。そして右手を妻に支えてもらい、まずドアの柱につかまって立つ。そして左手をタオル掛けに持ち替えて歩き、いすに座る。それからいすが洗面台に近づくように、妻に動かしてもらった。

トイレの場合も同じようにして、いすやドアの取っ手などを手すりがわりにして移動し、便座に座ればよかった。

しかし、ユニットバスは、私の右足の踏ん張りが弱いために滑りやすく、昔、バスタオルを滑り止めに使うといいと聞いたことがあったのを思い出し、実行したが、かなり神経を使わなければならなかった――。

翌日の夜は、私の親戚が、結婚式に出席するためにホテルに前泊してくれることになっていた。親戚の人たちに会うのは、病院に見舞いに来てもらって以来のことで、娘も交えて会食をした。その席で、私はあらためて、見舞いに来てくれたことと、娘の結婚式に来てくれたお礼を声に出して言った。しかし、まだ妻が通訳しなければ通じない状態だった。

結婚式の当日、結婚式場で娘の晴れ姿を見たときの気持ちは、なんと言っていいか言葉では表せない。いつのまにか大人に成長した娘を見た父親が抱く、ふつうの「花嫁の父」としての感情もあったろう。それ以上に、どんな状態であれ結婚式に出席して娘を祝福することができて、ほっとした気持ちもあった。

結婚式に出席して娘を祝ってやることは、リハビリ訓練の中で大きな目標だった。「なんとしても出席するんだ」と思い、来る日も来る日も、リハビリの先生に言われたことを繰り返し練習した。

その間、私は娘に何もしてやれなかった。たぶん、これからもしてやれないだろう。それが心残りだ。体は思い描いていた回復とはほど遠く、足元も言葉もおぼつかない。しかし、車いすでなんとかこの町まで来られたし、祝ってやれたのだ。

「よくここまで来られたものだ」と、われながらびっくりしていた。

私は二重の喜びに包まれていた。

## 車いすで初めて新幹線に乗る

＊

初めて新幹線で出かけたのも、広島への旅でした。主人が父親の命日に、お墓参りをしたいと願ったからです。

というのも三年前、主人の両親の三回忌が行われたとき、主人は岩槻の病院のベッドで身動きができず、行けませんでした。法事には私と息子のふたりで出かけたのですが、それがずっと気になっていたのでしょう。

お寺へは、十か月ほど前に、主人と娘と私の三人で訪れてはいましたが、命日に行くのは、また格別な思いがあったようです。

新幹線の指定席の予約は、ＪＲの会社ごとに車いす専用の予約窓口で受け付けてくれるので、私は一週間前にＪＲ東海の窓口に電話で個室を申し込みました。いったん電話を切り待っていると、少しして「指定した時刻の指定席が予約できた」と、電話連絡が来ました。

私は三日前に、東京駅の八重洲側にあるＪＲ東海の駅事務室に行き、予約の用紙をもらい、「みどりの窓口」で切符を買いました。乗車する日は、駅事務室の待合室で待ち、「のぞみの何号に乗る」と言えば、三十分くらい前に駅員さんが来て座席まで案内してくれるとのこと。

当日はタクシーに乗り、東京駅に向かいました。

「車でよく送ってもらったなあ」と、聞き取りにくい発音で主人がボソッと言いました。会社勤めをしていたころ、主人はかなり太っていて、夏は特に汗をかくのがいやだからと、よく娘に、朝、車で東京駅まで送ってもらっていたのです。それを思い出したのでしょう。懐かしむ口調でした。その娘も四か月前に大分に嫁いで、家にはおりません。

東京駅の八重洲側で降りて、ＪＲ東海の駅事務室に行き、「のぞみ」に乗る旨を伝えて、待合室で待ちました。

出発時刻の三十分前に、駅員さんが来てくれました。車いすを押して改札口を通り、裏通路のようなところを通り抜けてエレベーターの場所まで行き、上がると、そこはもう新幹線のホーム。駅員さんは、十一号車の個室まで連れていってくれます。

このようにスムーズに行けるとは、驚きました。

個室はふたり用の指定席で、たたんである補助いすを下ろせば、ひとり横になれるスペースがあり、そこが車いすが置けるスペースにもなります。障害者用のトイレは、個室のすぐ前に設置されているので安心です。

初めて乗る「のぞみ」はさすがに速く、広島まで四時間。そのぶん、揺れが大きく感じられ、主人には、それが気になったようでした。

広島駅の駅員さんには、主人が車いすに乗っていることを、東京駅の駅員さんから伝えてもらっていたので、到着したときは、十一号車の前に駅員さんが待ってくれていました。

そこからホームの博多寄りにあるエレベーターで一階に降り、駅ビル一階の通路を通り抜けて、新幹線の表玄関に出ることができました。

帰りも「のぞみ」の十一号車の個室を予約して、滞りなく帰宅の途につけました。

飛行機に乗ったときもそうでしたが、駅員さんをはじめ、スタッフの方たちには、ずいぶん親切にしてもらいました。

いままで出かけるときは、どうしても娘や息子の車に乗せてもらうことが多く、そのほうが人様に迷惑をかけないですむので気が楽でしたが、それでは出かけられる場所に限界があります。

飛行機でも新幹線でも、こうしてスムーズに気持ちよく公共の交通機関を利用できることは、車いすで旅に出る自信を——主人にとっても、私にとっても——強めてくれました。

# 第六章　病みて知る人生

## とにかく旅に出たい！　そのためには…

元気だったころから旅行は好きだったが、仕事が忙しく、休日に時間をつくるのが難しかったため、家族と一緒に旅行に出かける機会は、めったになかった。しかし出張が多かったので、よく全国の主要都市や海外に出かけ、たとえば韓国に出張したとき寺めぐりをするなど、少しの時間を見つけては旅気分を味わったりした。

それでも障害者になって自宅に帰ったあと、最初のうちは外出するのがいやだった。「口のゆがみが恥ずかしい」とか「レストランでうまく左手で食べられるだろうか」とか、あれこれ考えてしまうのである。

不思議なもので、センターにいたころは、自分はまだ病気だけれどいつかは治る、いまは仮の姿なのだと無意識に思っていたからか、外出しても平気だった。

それが、「この姿が自分自身の姿である」と決定してしまうと、あまり人前に出たくないのだった。ともすると家に閉じこもりがちになり、しだいにイライラがつのって、ストレスがたまった。

「お父さんは家にいるより、外に出たほうがいいよ」と言ったのは娘である。鬱々《うつうつ》とした私を見るに忍びなかったのだろう。その言葉に忠実に従った妻は、近所の仙台堀川公園や美術館など、手近な場所に連れていってくれた。娘も休日に、車でいろいろな場所に連れ出してくれた。

車で外出してみると、気分がパッと明るくなる。もともと旅好きの心が、うずくようだった。口がゆがんで恥ずかしい、と思う気持ちも、そのうちに消えた。

ところが初めのうちは、何も調べずに出かけたものだから、熱海では車いす用の公衆トイレを探しまわった。あるときは藤沢市の図書館や、小田原市のスポーツセンターのトイレを借りたこともある。

こうした経験を重ねていくうちに、事前にトイレの場所を調べていったほうがいい、ということがわかった。飛行機や新幹線を使って少しずつ遠出もするようになり、自家用車以外で出かけることが多くなるにつれ、その必要性は増していった。

ただ事前に調べていても、困った事態は起こる。

群馬県の水上《みなかみ》温泉に行ったときのことだ。

妻が土産物を買いに行ったので、私は三十分ほど水上駅で待つことになった。しばらくするとおなかが冷えたのか、急にゴロゴロいいだした。困った。ひとりではどうにもできない。妻が戻るのを待つしかない。

おなかが張ってくるのをがまんして、くっきり見える遠くの山際を眺めたり、道行く人を目で追いながら気を散らし、ひたすら妻を待った。二十分くらい経っただろうか。妻の姿を見たときは心底ほっとした。

しかし安堵したのもつかのま、妻が駅員さんに尋ねると、水上駅に車いす用のトイレはないという。タクシーの運転手さんにも聞いてみたが、わからない。

この旅行のときは、二日前に駅に着いたとき、観光協会に行って車いす用のトイレの場所を聞いておいた。仕方がないので、「こうなったら、その〝道の駅〟までタクシーで行こう」と決意し、すぐにタクシーに乗り込んだ。

経験のある方ならおわかりいただけると思うが、おなかのぐあいが悪いとき、トイレをがまんするのは相当につらい。タクシーで「道の駅」に向かったものの、カーブは多いし、初めて行く場所なのでかなり遠く感じ、「まだかまだか」と気が急《せ》くばかりだった。

ようやく着いた場所は近代的な建物で、気の利く運転手さんはトイレの真ん前でタクシーを止めてくれた。急いで降りて、妻は走るようにして車いすを押し、トイレへ。ところが、なんということか、鍵がかかっていて、「裏の家に鍵がありますので、声をかけてください」という貼り紙が！

目前にしてイライラがつのったが、文句を言っても仕方ない。妻は急いで裏の家に行って鍵を借り、やっとのことで用を足すことができた。やれやれ。

その間、タクシーには待ってもらい、またタクシーで駅に戻った。少し離れた場所だったので往復二千円かかってしまった。事なきを得たとはいえ、ずいぶん高くついた。運転手さんにも、心配をかけた。

こんなとき、障害のある身を不自由に思う。

いや、街に障害者に対応した設備が少ないのが不便なのだ。

この日、おなかが痛くなるなどとは、思いもよらなかった。こうした不測の事態はいつでも起こりうるわけだから、人が集まる駅や、公共施設、公園などには、車いす用のトイレを常設してほしいと切に思った。

旅行中のトイレだけではない。身近な場所でも、不便さは多々ある。

たとえば、本来、地域社会に根ざしているはずの歯科、内科、眼科などの個人病院や、理髪店、レストランなどが、意外に二階にあったり、出入口まで階段があったりする。これでは、入りたくても入れない。

エレベーターやエスカレーターのない駅も困る。

旅行が楽しみになるにつれ、近所でも散歩に出かける日が多くなるにつれ、車いすに対応した設備や施設が増えるように願うことはもちろん、安心して出かけられる場所の情報が欲しいと、強く思うようになった。

## 力を与えてくれた、人との出会い

新宿の東京都心身障害者福祉センターにいたとき、言語課の先生に「自分の症状と同じような病気の方の手記はないですか」と尋ねたところ、「同じような症状の方の手記はないけれど、脳卒中や脳内出血から病気を克服し、元気に活躍している人の手記は何冊かあります」というので借りたことがある。

その中に、東京医科歯科大の学生が書いた『脳卒中実習記』という本と、星野富弘氏の『かぎりなくやさしい花々』があったことは前に書いたが、そのほかにも、千秋実著『生きるなり　脳卒中から奇跡の生還』、安井信朗著『パパは生きている』など、たくさん読みあさった。

自分の病状を詳しく知りたくて、一冊一冊、むさぼるように読んだ。

それまでは、自分の脳に起きたことを「脳幹部に五ミリの出血があって、それは手術ができない場所で、まかり間違えば死んでいた」としか聞いていなかったから、いったいどんな病状なのか、どんなリハビリをすれば効果的なのか知りたいと、渇望していたのである。

残念なことに、自分と同じ症状の人は、読んだ本の中にはいなかった。センターの人は、「ここに来る人で、脳幹部出血を起こした人は、五、六年にひとりいるかどうかですね。私も、その手の手記は見たことがありません」と言っていた。

その意味では当初の目的は達せられなかったが、どの人も、障害が残っていながら、いろいろなことにチャレンジし前向きに生きていて、その姿に勇気づけられたことは確かである。

読んだあとは感動し、「私も何かにチャレンジしなくては」という思いにとらわれた。むろん何をやったらいいのかまで本は教えてくれはしないが、与えられた勇気は大きく、その勇気は私のどこかに沈潜したはずだ。

人との出会いからも力をもらった。

私がまだ元気に会社勤めをしていたころ、先輩や同僚、仕事の取引先の人から教わることはたくさんあったが、障害者になってからは、もう人と出会うことはないだろうと、決めこんでいた。「もう元気なころとは違うんだ」という、多少、ひがみっぽく思う気持ちがそうさせていたのだろう。

ところが、私の人生のターニングポイントになったともいえる人と、ひょんなことから出会ったのである。

そのころ私は、扇橋にある江東区の障害者福祉センターに、週一回、言語訓練のために通っていた。自宅からセンターまでは、ちょうどいい散歩コースである。

ある日の帰り道、センター近くの横十間川親水公園を通りかかると、船底が浅く、櫓《ろ》で漕ぐスタイルの和船が川に浮かんでいて、何人かの人が船着き場にいた。面白そうだな、と思って妻とふたり立ち止まって眺めていると、「乗ってみませんか」と声をかけられた。

それまで車いすのまま船に乗ったことなどなく、一瞬不安がよぎって尻込みしたが、「大丈夫だから」と言ってくれたので、好奇心もあって乗せてもらうことにした。

和船は、江東区が「二十一世紀に昔の文化を引き継ごう」と運営しているもので、いまは全部で五艘《そう》あるとか。毎週水曜日（十二月〜二月は日曜日も）の午前十時から午後二時まで、申し込んだ人を無料で二十分ほど乗せてくれるという。実際に支えているのは、「和船友の会」というボランティア団体の人たちだった。

私の言語リハビリは、水曜日。たまたまこの日は帰り道にこのコースを通ったため、運よく出会ったのである。

友の会の人たちは五人がかりで、私を車いすごと和船に乗せてくれ、車いすをロープで固定した。そして、妻と私の横にひとりずつ座ったうえで、あまり揺れないようにと配慮しながら櫓を漕いでくれた。

「僕もリハビリした経験があるんですよ」と、ボランティアのひとりの人が船の中でそう言ったときは驚いた。

彼は私の麻痺した側の右腕をとって、「こうすると効果があるんですよ」と、関節をもみほぐすようにマッサージしてくれた。初めて会った人に親切にしてもらった経験は、障害のある身にとってジーンと心にしみいるほどうれしく、あとあと、いつまでも心が温かかった。

その気持ちを伝えたくて、帰宅してすぐ、「和船友の会」の住所を調べてお礼の手紙をワープロで書いて出すと、しばらくしてその人から返事が来た。

和紙の巻紙に、櫓を漕いでいる和船の絵と、毛筆で激励の文章が書かれてあり、中に「病みて知る人生」という言葉があった。

はっと心を打たれた。

その人がどんなリハビリを経験したかは知らないが、ボランティアで和船を支えているのも、リハビリを経たのちに行き着いた境地なのだろう。

胸の中の何かがストンと落ちて、もやもやした霧が晴れていくようだった。

私も人に親切にしてもらうばかりでなく、どんな小さなことでもいいから、ほかの人に役立てることをしたい。そんな気持ちが芽生え始めていた。

## 車いす用トイレマップを作ろう

娘の車でドライブするようになった最初のころ、トイレ探しに苦労した経験から、外出するときは、車で出かけるのであれ、公共の交通機関を使うのであれ、出先のどこに車いす用のトイレがあるのか、出かける前に必ず確認するようになった。目的地ばかりでなく、アクセス中に用を足せる場所も知っておいたほうが安心である。

また、駅や休憩する場所にエレベーターがあるかどうかを、家族に確認してもらうのも常とした。

飛行機や新幹線で旅に出たときの事前準備については先に書いたが、車で出かけるときも、できる範囲で準備を心がけた。

たとえば、息子の運転で、群馬県東村の「富弘美術館」に行ったときのことだ。

ここは、頸椎《けいつい》を損傷して首から下が麻痺した星野富弘氏が、口に絵筆を持って描いた絵と詩の作品を展示している村立の美術館である。私は入院中に彼の本を読んで感動し、またテレビで観て思い出し、ぜひ行きたいと願った。

行きは、練馬から関越自動車道に乗り、前橋インターで降りて、国道一七号、五〇号、一二二号線と乗り継いで行くことにした。

富弘美術館には、当然、障害者用のトイレも、エレベーターもあるだろうと考えて、確認はしなかった。問題は行くまでの間だ。

前橋インターから美術館までは一時間あまり。国道沿いでトイレを探すのは難しい。その点、たいていの高速道路のサービスエリアには障害者用のトイレが完備されていると、息子が持っていたエリアガイドなどを見て知っていたので、その間に用を足せばいいと心の準備をした。

朝、十時に自宅を出発し、美術館には午後の一時ごろ着く予定だった。

途中のサービスエリアで軽く昼食をとり、トイレをすませた。

国道一二二号線は、途中からわたらせ渓谷に沿って走る。山深く、木々はやわらかな緑の葉を茂らせていた。

そんな自然の中に、富弘美術館はあった。

平日にもかかわらず、人がたくさん来館していたのには驚いた。

私には館内の照明が少し暗く、また、壁に展示された作品の詩の位置が高く、車いすでは読みにくかったため、妻に小声で読んでもらった。

氏は私よりずっと厳しい病状にあったはずだが、詩は生きる歓びにあふれていた。見終わったあと、心が洗われたようで、本当に来てよかったと思った。本を読んだときと同じように、チャレンジする勇気をもらった。

帰りは、来た道とは違う道を予定していた。わたらせ渓谷に沿って一二二号線を北に走り、足尾の町を通り抜け、日光トンネルをくぐるコースである。トンネルを出たあと、清滝インターから日光宇都宮道路に乗り、そのまま東北自動車道に入る。

美術館から清滝インターまで、やはり一時間あまり。そこを過ぎて高速に乗れば、もうトイレは安心だ。富弘美術館を出てから自宅に着くまでは渋滞もなく、かかった時間は三時間くらい。行くときとほぼ同じだった。

遠出するときばかりではない。近場に出かけるときも、まっ先にするのは車いす用のトイレ探しである。そして、その場所を記憶する。「いざとなったら、あそこに行けば大丈夫」と思うと、気が楽になる。

しかし、毎回、出かけるごと、事前に調べるのは手間がかかることだった。「いい方法はないだろうか」と思っていたやさき、妻が「江東区の公園のトイレのことは、区役所に聞けばわかるかもしれない」と言った。「そうか、公園のトイレの地図があれば、それに最新の車いす用のトイレを書き込めばいいんだ」と心がはやった。

しばらくして妻は区役所の土木課に行き、「江東区内全域の公園トイレマップ」をもらってきた。

最初は、自治体で作ってもらえないかと思った。けれど、問い合わせてみると、区役所では「予算がなくて作ることはできない。もし作るとしても数年先になる」と言う。

それに、障害者が本当に必要としているものは、障害者にしかわからないだろう。そう考えると、自分で作るのがいちばんいいように思えた。

結論が出たら、実行あるのみ。区役所の土木課には、江東区内の公園トイレの詳細が書かれた資料があるという。さっそく区長に手紙を出して、送付してもらった資料をもとに、江東区内の公園の車いす用トイレマップ作りにとりかかった。

そうこうするうちに、私が旅行したり、乗り物に乗ったり、散歩して得た経験をもとに、マップが作れないだろうかと考えた。多少なりともトイレや駅の設備がどうなっているかわかれば、障害があるために家に引きこもりがちな人たち――かつての私自身のような――が、少しでも外出しようという気持ちになるのではないだろうか。

そうだ、障害者に役立つマップを作ろう。

これで少しは人の役に立てる。

それこそが、私のできそうなことだし、やりたいことではなかったか。

## 大変だけれど、やりがいのあるマップ作り

車いすで出かけられる場所のマップを作ろうと思ったものの、何から始めていいか、最初は途方にくれた。とっかかりとして、全国の各自治体の観光課に手紙を出して尋ねてみると、障害者ばかりでなく、高齢者も観光できるように整備されている場所があることがわかった。けれど、福祉マップを出しているところは限られていて、どうやって情報を手に入れられるかわからなかった。さらに、集めた資料の中から、本当に必要なトイレ情報をピックアップするのが大変だった。

試行錯誤を繰り返しながら編み出したのは、次のような方法である。それがいちばんいいように思え、いまも同じ作業を続けている。

●まず自分が行きたいと思う場所がある自治体を、ワープロでリストアップしておく。

●電話帳の字が小さくて見えないので、妻に頼んで、図書館に置いてある全国の電話帳で住所、電話番号、ＦＡＸ番号を調べてもらう。妻は何度も図書館に足を運んでいる。

●ワープロで、必要な冊子または資料を送ってくれるよう、その依頼文を作る。

●ＦＡＸでの依頼は、私がワープロを操作して送る。手紙での依頼は、依頼の手紙と住所のラベルをプリントアウトし、妻が封筒にラベルを貼り手紙を入れて投函する。

●依頼した各地区の冊子が送られてきたら、各地のトイレマップを作るために、まず市街地ごとに、ＪＲの線路、主要駅、主要道路、市内の電車の線路、目印となるデパート、スーパーなどを最初に書き込む。

●次に、冊子を一ページずつめくりながら、車いす用トイレがある施設をピックアップして、線路や駅などを、描いておいた各地のトイレマップ上にあてはめていく。

●一方で、美術館やデパート、観光地に行ったとき、交通機関と施設に車いす用トイレがあるかどうかを調べたり、外出時の体験記を書き続ける。

こうして作ったマップがある程度まとまった段階で、『これで安心　車いすで外出しよう』という冊子を五冊、自費出版した。

しかし、自分で行った経験のある場所ならともかく、全国版になると、さすがに行ったところのほうが少なく、確認できない。正確に作るには、私自身が行った場所や、行かなかった場所でも実際に行った人がいて情報を提供してくれるなら、それをもとに作っていこうと、最近は軌道修正している。

マップを作る目的で街を歩くと、自然にタウンウオッチングするようになって、面白い。たとえば私が住んでいる江東区は、運河が縦横に走り、橋が多い。その一部は埋め立てられて公園になり、桜、バラなどが植えられ、住民の目を楽しませてくれている。

仙台堀川公園の中の橋を渡ったとき、「この下に運河があったんだなあ」とわかる銅製の絵を見つけた。それまで何気なく散歩していた公園が、違った風景に見えてくるから楽しい。

ただ、橋の中には、急な坂道を上らなければいけない場所もあり、車いすの介助者泣かせである。車いすでは、上りも苦労するが、急な下りも怖い。そんなことを知ってほしくて、ある中学校の朝礼で、二十分ほどタウンウオッチングの話をしたこともある。

## 倒れたとき運ばれた病院へ、車いすでお礼に行く

念願の、岩槻脳神経外科病院にお礼に出かけたのもこのころだ。

本当は「歩けるようになるまでは行かない」と思っていたが、「命拾いしたのはこの病院のおかげなのだから、感謝しなさい」と、心身障害者福祉センターの言語課のT先生に言われて以来、その言葉がずっと気にかかっていた。このころは私鉄の在来線に乗るのも経験のひとつと思えて、行く気になったのである。

それに、もう歩けるようにはならないのだ。

これは、決して悲観して言っているのではない。事実を事実として受け止める力が、

いまの私にはついている。

　妻が東武亀戸線の亀戸駅に電話すると、駅の改札口からホームまではスロープになっているとのこと。降りる駅にも乗り換え駅にも連絡してくれて、そこでも駅員さんがついていてくれるという話だった。

　自宅を出たのは朝の八時。通勤時間の混雑を避けたかったので、早めに出た。亀戸駅まではタクシーで三十分くらいだった。改札を通ると、そのままスロープでホームに出られるので階段の上り下りがなく、とても楽だ。そこから曳舟《ひきふね》駅へ向かう。電車は三両編成で車いすのスペースはないが、通勤と反対方向になるのか、混雑していないのでほっとした。

　曳舟駅には連絡がいっていたので、電車から降りたときには、ホームで駅員さんが待機してくれていた。そこから東武伊勢崎線曳舟駅のホームへは、エスカレーターを使って移動する。

　最近のエスカレーターは、車いすで乗るときは専用の構造になり、階段の二段分がフラットになって広くなるので車いすが安定するため、安心して乗っていられる。当然、ほかの人は一緒に乗れないが、ほんの短い時間だし、ラッシュ時でなかったからか、まわりの人たちはやさしい眼差しを向けてくれていたと思う。事前に連絡しておけば、よりスムーズに事が運ぶから気が楽だ。

曳舟駅から春日部駅までは準急に乗った。東武線の現行の電車には車いすのスペースがあるが、当時はなかった。こうした場合、だいたいは出入口近くの端にいて、車いすのブレーキをかけ、電車の手すりを持って乗車するのだけれど、このときは通勤客と反対方向ですいていたため、妻は座席に座り、私はその近くでブレーキをかけて乗車した。

春日部駅では同様に、エスカレーターを使って東武野田線のホームまで行き、大宮方面の電車に乗って岩槻駅で降りた。ここでは、そのまま改札口を出られた。

五年半ぶりに訪れた病院の外観は、昔のままだった。私がここから運び込まれたという、「救急入口」と書かれた小さな表示灯も、まだあった。

ＩＣＵ室で目覚め、体が動かず、言葉もしゃべれなかったこと、初めて車いすに乗り、つらいリハビリをしたこと……。楽しい思い出といえるものではないのに、不思議と懐かしかった。

あのときは茫然自失し、自分がその先どうなるのか見当もつかなかったが、こうして車いすで再び訪れることができるまでに、体も心も元気になったと思うと感無量だった。

院長先生には会えなかったが、お世話になった副院長先生やリハビリの先生、婦長さん、看護婦さんに会って、自分の言葉でお礼を言った。私が明瞭に発音できたからか、皆びっくりし、それ以上に喜んでくれた。私もようやく願いがかなって胸のつかえが下りた。

この病院は腕のよさが評判になり、いまでは診察を受けるのに二時間以上待つのが当たり前という人気だそうだ。

帰りは、病院の電話からタクシーを呼んで駅に向かった。

私が再びここを訪れることはないだろう。

帰りの岩槻駅では苦労した。岩槻駅は古い駅で、エレベーターはもちろん、エスカレーターもない。降りたときは、ホームと改札が同じ側にあったからよかったが、帰りの、春日部方面へ向かうときは、階段を上って隣のホームまで行かなければならない。

駅員さんが四人がかりで車いすを持ち、階段を上り下りしてくれたが、後ろ側になった人は重みでぜいぜい息を切らしていた。申しわけなく思う。

駅でいちばんありがたいのは、エレベーターである。これなら駅員さんをわずらわせることが少なくてすむ。せめてエスカレーターがあればと、このときも切実に感じた。

※現在、東武線曳舟駅、春日部駅には車いす用トイレがある。

## 長い道のりのあとの幸せ

＊

カチャ、カチャ、カチャ、カチャ。

マップを作ろうと決めてから、主人がワープロのキーボードを打つ音が、毎日聞こえるようになりました。

主人は、東京都心身障害者福祉センターにいたときの作業機能の訓練で、初めてパソコンに触れました。最初、左手の人差し指一本だけでパソコンを操作するのは、左手で文字を書くより難しく想像したようですが、考えてみれば、仕事をしていたときはメール通信用としてワープロを使っていたのですから、操作には慣れていたはず。パソコンやワープロを使えない私にとって、キーボードから文字を探す作業は、いわば五十音表を指さして文字を組み立てるのと同じではないかと思えるのに、主人はいつのまにかスピーディに文章が作れるようになっていました。

自宅に帰ってから八年くらいはワープロを使っていましたが、いまはパソコンに替え、手紙を書いたり、電子メールやホームページの作成などに使っているようです。最近、パソコンでマップを作るようになってからは、イメージまで取り込めるようになったとのこと。「ワープロで図形に親しんでいたからできた」と言っていました。目標ができると、人間はこんなにもがんばれるものでしょうか。

マップを作るためには、その場所に出かけて確認する必要もあります。いままでより外出する機会が増えたため、よりいっそうの体力が求められます。

主人は江東区内でリハビリを個人指導してくれるところを探し、寿康会病院を紹介してもらって週に二日、運動機能、作業機能、言語機能の訓練に通うようになりました。

厚木の七沢リハビリテーション病院や、新宿の東京都心身障害者福祉センターのときと同じように、寿康会病院でのリハビリにも付き添って、必要な場合は主人の体を支えたりしますが、以前に比べて、私が手を差しのべる場面が極端に減っています。

　私は週に三日、自分のために時間を使えるようになり、主人をひとり家において買い物に行ったり、友達と会う機会も多くなりました。

　主人と車いすで旅行したとき、以前も、ちょっとお土産を買いにひとりでお店まで行くということはありましたが、私だけ見学したり体験制作をする日が増えました。たとえば伊豆高原への旅行では、「万華鏡」や「ステンドグラス」を作ったり。私自身の楽しみが多くなったのもうれしいことです。

　口げんかをするときもあります。病を理解しているつもりでも、たとえばご飯粒が主人の顔についていて、私が指摘しても動作が遅くてなかなか取れないようなとき、つい「ほら、早く」などと言ってしまい、そこから口げんかに発展するといったふうに。でも、昔のようにけんかできるのは、むしろうれしいことではないでしょうか。

　このころの忘れられない大きな出来事といえば、息子の結婚式です。主人はリハビリ訓練をしていたとき、「息子の結婚式で挨拶をする」というのをひとつの目標にしていました。結婚式の日取りが決まってからは、寿康会病院のＫ先生にお礼のスピーチを何度も聞いてもらって、話し方を練習していました。

当日、ハラハラしていた私をよそに、主人は息継ぎを短くして、区切り区切りでしたが、五分くらい挨拶しました。少し聞きづらいところはあったかもしれません。でも、気持ちは充分伝わったと思います。挨拶が終わったとき、拍手が起こりました。息子もうれしそうに、笑顔で拍手をしていました。

「お父さん、立派な挨拶だったよ」と、私は声をかけたくなりましたが、まだ式は続いていたので、主人の隣で一緒に拍手を受けていました。念願だった目標を果たして、主人は肩の荷を下ろしたようです。

私は主人が倒れた日の夜、岩槻脳神経外科の薄暗い待合室で、娘が「待つしかないね」と言い、うなずいた自分を思い出していました。

現在のようなうれしい日々が来ると、はっきり想像していたわけではないけれど、やはり、何があってもくじけずに、主人の回復を待っていたから得られた幸せだと思います。

マップ作りを軸にして、生活が少しずついい方向に向かって、ゆっくりと回っていくようです。何より主人の気持ちの歯車が、空回りすることなく、しっくり噛み合って動き始めたのでしょう。

## リハビリ訓練が、旅、そして人生の基本

リハビリ訓練として、新宿の心身障害者福祉センターから自宅に戻ったあと、まもなく、江東区障害者福祉センターで、週一回、言語訓練を受けるようにした。そこでは四、五人でグループをつくり、先生の主導で一人ひとり順番に一週間の出来事を話したり、カルタ取りや、指定された単語で文章を作るなど、いろいろな訓練をしている。あるときは公園に散歩に行ったり、年に二回、バスハイクをしたりもする。

また私は「全国失語症友の会」に加入していて、江東区支部の「すずめの会」主催のバスハイクなどに参加している。

五年前からは、毎週、水曜日と土曜日に寿康会病院に通い始め、次のような言語機能、運動機能、作業機能のリハビリ訓練を、それぞれ個人指導をしてもらっている。

**言語訓練は約三十分。担当はK先生**

たとえば「ハ、ヒ、フ、ヘ、ホ」など私が発音しにくい言葉を中心に、腹式呼吸を使い、先生のあとについて、声を出して繰り返し訓練する。

この訓練によって息継ぎが長くなったように思う。また、言葉を話すときの唇の形ができて、発音もはっきりしてきたので、少しはうまくコミュニケーションがとれるようになってきた。

**運動訓練は約一時間。担当はH先生**

●平行棒につかまって膝の曲げ伸ばしをしたり、左右交互に片足立ちをしたりする。二往復歩く。

●観光バスのステップを想定して、約十センチの高さの箱の上り下りを、平行棒につかまりながら、十回繰り返す。

●マットの上にあお向けに寝て、足の上げ下げ、お尻の上げ下げ、腹筋を、それぞれ十回ずつ繰り返す。

こうした訓練をすることで足腰が鍛えられ、好きな旅行が続けられているのだと思

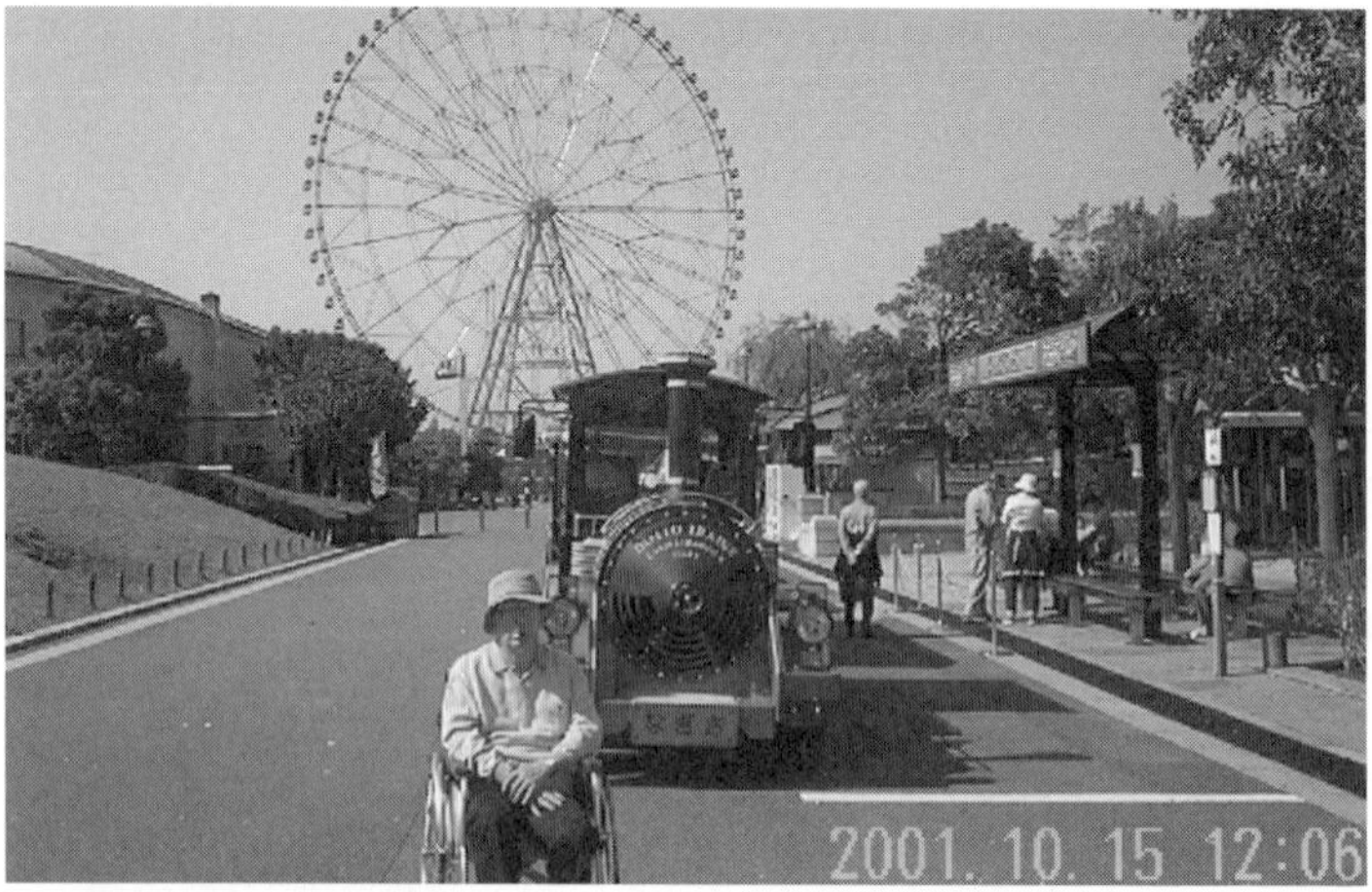

葛西臨海公園の大観覧車の前で

うから、毎回気を抜かず、真剣に行っている。

**作業訓練の担当はK先生**

●五十音表の「あ〜わ行」までのひらがなを書くことを目標に、B5判用紙一枚のマス目に左手で字を書く。

●傾斜板サンディング（昔は砂が入った重しを使用していたが、いまは体力に合わせて重量が変えられる錘《おもり》を使う。私の場合は七キロの錘）を使い、両手で三十回上げ下げをして、麻痺側の右手を強化する。

●麻痺側の右手で牛乳瓶を握り、セラプラストという粘土よりも弾力がある塊《かたまり》を牛乳瓶の底で押さえながら、お好み焼きの生地のように薄く伸ばしていく。そして次に、伸びたセラプラストを右手の親指と人差し指でつまみ、チューインガムのように引き伸ばし、ちぎる動作を何回も繰り返す。この訓練は、右手と指の強化が目的である。

私はもうひとつ、毎週月曜日に、城東南部保健所のリハビリ教室に通い、保健婦さんやK先生、N先生などの指導のもと、グループで革細工をしたり（いままでに、印鑑入れ、ペン立て、ブローチなどを作った）、マットの上でのリハビリ体操、公園への散策や都バス、地下鉄での外出（いままで、江東区清澄公園・庭園、江東区古石場川親水公園、葛西臨海公園でのバードウオッチングや大観覧車などに行った）、書き初め、室内でのゲートボール、料理教室……と、楽しく訓練をしている。

こうした障害者福祉センターや病院・保健所での訓練ばかりでなく、毎日の日常生活がリハビリの場といっても過言ではない。たとえば、それまで口の端からこぼれることが多かったコーヒーやみそ汁などの汁物が、何度も何度も飲む練習をすることで、うまく飲めるようになった。

パソコンも左手の訓練になっているだろう。

ネクタイが締められたときは、思わず笑みがこぼれた。最初は、締めるというより結んだといったほうが正しいかもしれない。というのも、ネクタイはふつう、左手で一方を固定し、右手で長いほうを回しながら順番に締めていって初めてうまく結べる。ところが私は右手が麻痺しているから、うまく回せない。そこで、右手の指でなんとか片方を固定し、左手で長いほうを回すようにした。ふつうとは逆になるから、けっこう難しい。試行錯誤のすえ、やっと結び終えるのに何分かかったか。

右手が不自由だから、何もかも、いままでどおりにはいかないが、できないなりに、どうしたらできるようになるか工夫するのが、このごろは面白い。

たとえば、カメラ。倒れたあと、初めて手にしたのは花見の時期、仙台堀川公園に出かけたときである。桜が満開で、あまりにきれいだったので、どうしても撮りたくなった。

妻が撮るつもりで、インスタントカメラを持ってきていた。妻にカメラのフィルムを巻いてもらい、左手でカメラを逆さに持って眼鏡の上に置き、ぶれないようにしながらファインダーをのぞいて、左手の親指でシャッターを押す。そんな芸当をしてみた。

これが、なかなかまともに撮れていた。カメラが軽いからできたのである。

私は気をよくし、「片手でも工夫すれば写せるんだ」と自信がつき、旅行に出かけたとき妻や風景を写すのが楽しみになった。

最近では、カメラを眼鏡上に置かないで縦にも写せるようになった。デジタルカメラも、軽いものなら同じように使える。

ある意味では、旅に出るのもリハビリ訓練といえるだろう。飛行機で車いすから座席に移動したり、観光バスのステップを歩いて下りたりするのが訓練の応用ということもあるが、素晴らしい景色を見て感動したり、開放的な気分になるのも旅の効用だ。以前は「連れていってもらう」という受け身的な態度だったが、いまでは自分から進んで行きたいと思うようになった。

私にとってリハビリ訓練は、ご飯を食べたり眠るのと同じように生活の基本である。リハビリ訓練をすることで、心も体もリフレッシュされるのを感じる。

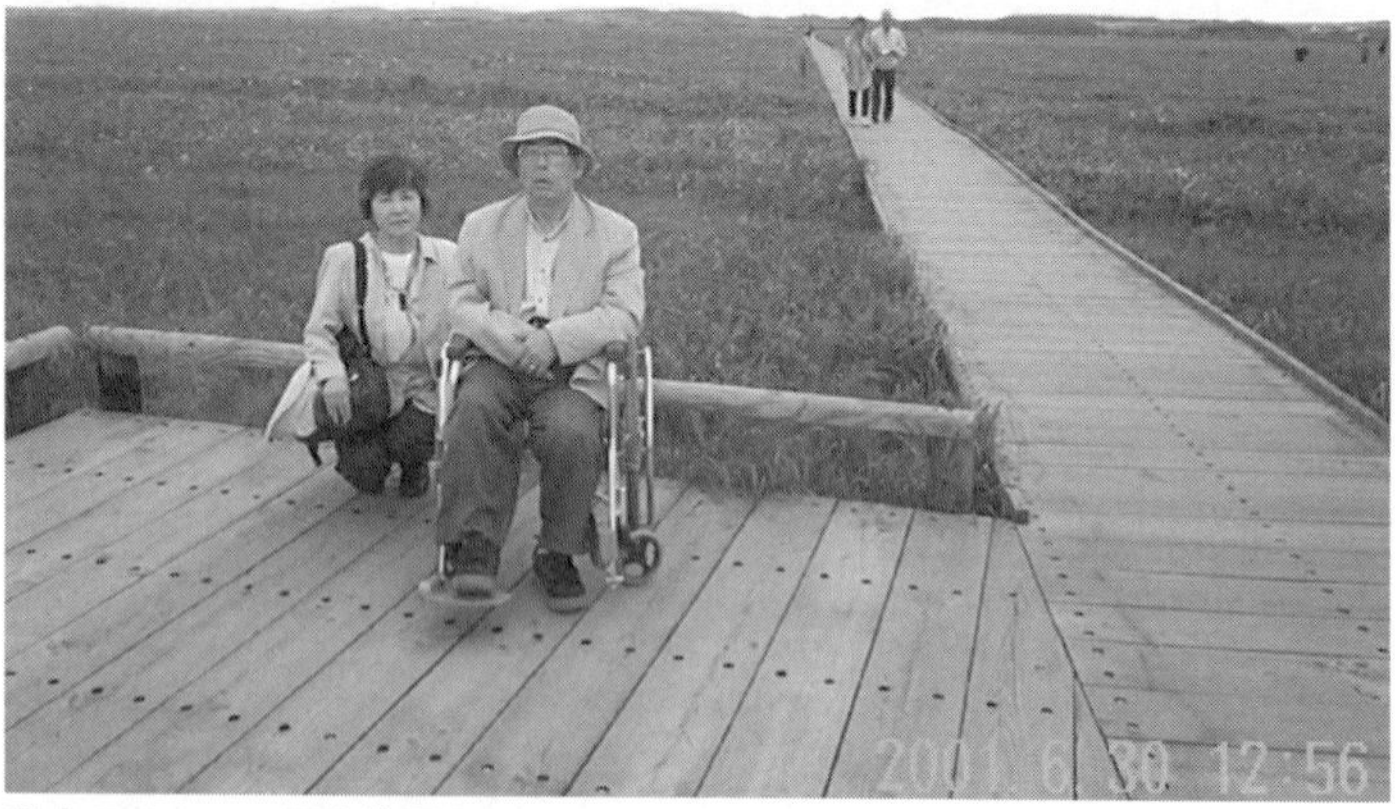

稚内のサロベツ原生花園にて

## ハッピーな日々は続く

脳幹部出血で突然倒れてから、十年あまりの歳月が流れた。

不幸は劇的にやって来るが、幸せは劇的には訪れない。地道に努力して努力して、ふと気がついたら幸せがあった。少なくとも私の場合は、そんなふうだったと思う。

むろん、ひとりではここまで来られなかった。なんといっても支えになってくれ、助けてくれた妻の存在が大きい。

最初のころは一日一日が長く感じられたが、このごろは大きな目標ができ、それに自分の能力がなかなか追いつかないこともあって、時間の経つのが早く感じられる。

病気にならず、順調に仕事をしていたとしたら、一昨年、定年を迎えていたはずだ。仕事をしていたときは楽しかったが、それで手いっぱいだった。たぶん、それはそれで幸せだったのだろうが、幸せを自覚する余裕はなかった。仕事人間だった私が、退職したあとはどうなっただろうか。きっと、何かしら楽しみを見つけるだろうが、いまのように、人の役に立ちたいと思ったかどうか。

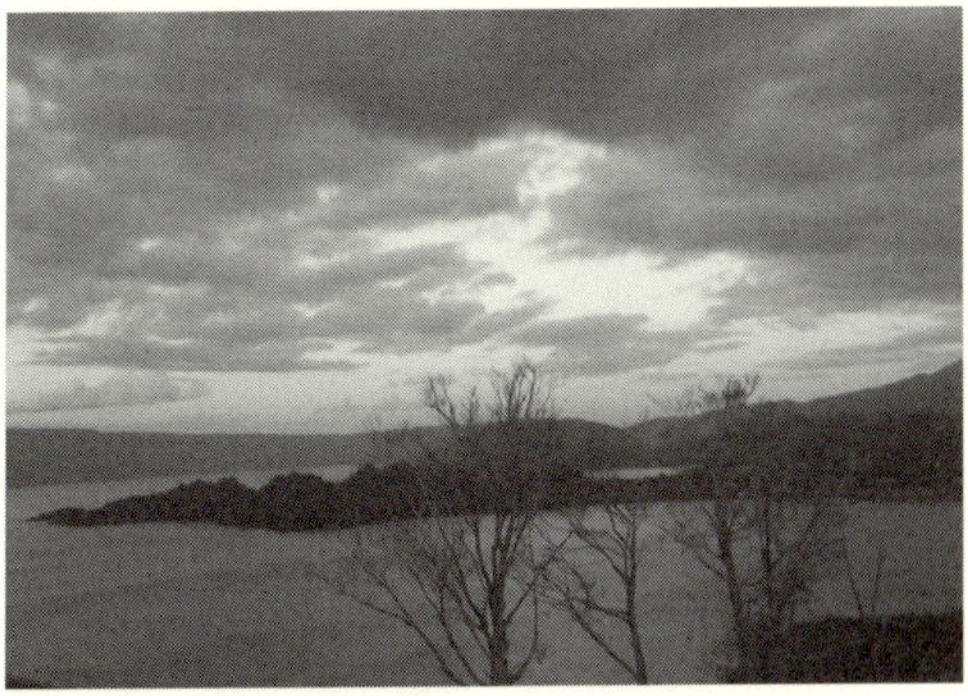
十和田湖の夕景に魅せられて

私が作成した『これで安心　車いすで外出しよう』という小冊子を読んだ、車いすを利用している小学生から八十歳のお年寄りまで、多くの人たちから「こういう本が欲しかった」と言われたり、手紙で励まされた。「重度障害の人たちの遠足を決める参考に使いたい」という手紙が届いたときは、「マップを作って本当によかった」と思った。
また、車いすで行ったことのある場所や交通機関の詳しい情報を送ってくれる人もあり、「苦労して入手しただろう」と思うと恐縮し、ありがたく思った。私はつくづく果報者である。

私自身はどちらかというと、あれこれ心配するたちで、車いすでは稚内《わっかない》のサロベツ原生花園や青森の十和田湖、京都の清水寺や高山の白川郷など遠すぎて、行けないと思っていた。それが、楽しく行けた。行けるとなると、旅の魅力には勝てなくて、希望の場所に向かってまたチャレンジしたくなるのである。

これからも可能なかぎり車いすで旅に出て、今後はホームページで最新情報を提供して、多くの人に利用してもらいたいと考えている。

私に残された機能は多くはないが、精いっぱいそれらを駆使して、障害者が安心して外出できる環境づくりの一端を担えれば、こんなにうれしいことはない。そのためには、私自身、いま以上にリハビリ訓練に努力して、足腰を鍛え、何事にもチャレンジする精神を忘れないようにしたい。

私の「病みて知る人生」は、日々、ハッピーである。

# 第七章　車いすで旅に出よう!

## これから車いすで旅に出るあなたへ

車いすで公共の乗り物に乗るときは、飛行機であれ、電車であれ、空港や駅に事前に確認していても、いざ出かけるとなると不安はあり、勇気がいるものだ。

それでも「なんとかなる、ともかく出かけてみよう」と思ってやってきた。そして、なんとかなってきた。

旅は楽しい。行ってよかったと、出かけるたびにそう実感する。

私の場合、「お父さんはもっと外に出たほうがいいよ」と言ってくれた娘の言葉に背中を押されて、踏み出したようなものだ。けれど、いったん外に出てみると、いろんな人や、いろんな感動に出会える。それを受け止めるのは自分だから、一歩を踏み出したいきさつはあまり関係ない。大切なのは、最初に踏み出すことなのだ。少なくとも私は、そこから再出発した。

「車いすで旅に出よう！」

今度は、私が皆の背中を押す番だ。

出かけるとき、私は第一に、健常者に迷惑がかからないようにと考える。そのために、まずラッシュ時の移動は避ける。

それでも人の手を借りることは多い。たとえば駅でエスカレーターもエレベーターもないときは、駅員さんに、車いすごと持ち上げて階段を上り下りしてもらわなければならない。エスカレーターがあっても、しばらく車いす専用に変えてもらう。だから、感謝の気持ちをいつも忘れない。

でも、考えてみれば、私は障害者になる前から、なるべく人様の迷惑になることはしないように気を配っていた。人の世話になれば「ありがとう」と言ってきた。障害者になって、迷惑をかけたり、世話になる度合いは大きくなったかもしれないが、必要以上に遠慮することもないかな、と思う。かといって尊大にふるまったことはないつもりだ。

平常心でいられたら、いちばんいいだろう。

長い旅行をする前のステップとして、公園など、近所を散歩することをおすすめする。そのときも、自分がトイレに行く間隔がどのくらいなのか、知っておいたほうがよい。そして、どこに行けば車いす用のトイレがあるか、わかっていればなおさら安心だ。

次はスーパーやデパートに行って、人混みに慣れる。車いすは車幅があるから、けっこうスペースをとる。私はそのことを念頭において、人のじゃまにならないように心がけている。

大きなスーパーやデパートは、たいてい車いす用のトイレがあるから、トイレの心配をしないですむのがありがたい。

もしレストランで食事をするなら、使い慣れたスプーンなどを持参するとよいかもしれない。エプロンをするのが恥ずかしければ、大判のハンカチでもいいだろう。私は出かけるときは、常にストローを持ち歩いている。また妻とサインを決めておいて、もし顔に食べ物がついていたら、サインを出してもらうようにしている。でも、自分が思うほど、人は他人のことを気にしていないものである。

次に、「公共の乗り物に乗るときはどうするか」である。

これはあとで自分の体験を交えて詳しく書くが、新幹線や飛行機で遠くに旅したほうが、在来線で近くに出かけるより楽、というのが実感である。新幹線や飛行機のほうが、障害者にやさしい設備がととのえられているように思う。たとえ二、三段でも階段しかなかったら、車いすではお手上げなのである。ただ、最近は在来線でも新しい駅は、障害者にやさしい造りになっているようだ。

また飛行機で困るのは、多くの空港が街なかから離れた場所にあることだ。福岡空港などは地下鉄が走っているので困らなかったが、交通手段が高速バスしかないところは、どうしても尻込みしてしまう。高速バスは下に荷物を入れるせいか、車高が高くなっていて、出入口の階段の最初の一段が高い気がする。

さて、いよいよ遠くに出かけると決めたら、私は次のような準備をする。

●荷物は最小限にする。多くなってしまったときは、国内の場合、宿泊場所に宅配便で送らせてもらう旨を連絡し、送っておく。

●私はスリッパが履けないので、いつも家で履いている上履きを持っていく。

●ホテルのユニットバスに入る場合は、転倒しないように「バス滑り防止マット」と「腰ひも」を持参する。

●目的地に着いたら観光協会に行って（観光地の場合、だいたいは駅前にある）、車いす用のトイレがある場所を確認する。

初めのうちは出かけるのがおっくうだったり、不安だったりするだろう。でも、行動すると、問題が起きても、なんとか解決策が見つかったりする。そのうちに旅の喜びや楽しみが勝ってきて、帰ってくるとまた行きたくなる。そうなったらしめたものだ。

しかし、そんなに頻繁に旅行したら、費用が心配だ、という人もいるだろう。私にしても年金生活者だから、決して裕福ではない。でも障害者には障害者割引がある。身体障害者手帳に「第一種」の記載のある人は、国内航空運賃が、本人と介助者（ひとり）とも三十七パーセント割引、また、身体障害者手帳に「航空割引・本人」のスタンプが押してある人は、本人のみ三十七パーセント割引になる。

ＪＲ運賃は、第一種身体障害者の場合、本人、介助者（ひとり）とも半額。また、全国どこのタクシーも、障害者手帳を見せれば十パーセント引になる。

飛行機の場合は、時期によるが、航空会社が設定している割引チケットを使うとかなり安くなる。ただ、ダブルでの割引はないので、それを使ったら障害者割引は使えない。また、取り消した場合、取り消し手数料がかかるなど、利用条件があるので、注意が必要だ。

最近、私が利用しているのは、「どの路線でも一万円で乗れる」という全日空の「超割」航空券である。これは二か月前から申し込みができる。行く時期によっては申込者が多いため、電話がなかなか通じないが、タイミングを見計らって何度もかけると、けっこうとれる。

ほかの航空会社でも、それぞれ割引のチケットを出していて、路線によっては一万円以下で乗れたりもする。ただ、期間が設定されているので、こまめな情報チェックが必要になる。期間や利用条件は、インターネットで調べることもできる（付録にそれぞれのＵＲＬを記した）。

ゴールデンウイークや正月、春休みや夏休みなどの期間は、交通費も宿泊費も高いうえ、人出も多いから、私は出かけない。なにしろ平日でも時間がたっぷりとれるのが、私の強みだから。

さあ、車いすで旅に出る、心の準備はできただろうか。

## 電車の巻

### 在来線の場合

では、電車に乗るときは、どうしたらいいだろうか。

不安がることはない。駅に着いてから駅員さんに車いすに乗っていることを言えば、その駅の設備に合わせた対応を、きちんとしてくれる。もし、もっと安心したいなら、乗車駅に電話をして、「エレベーターや車いす用のエスカレーター、エスカル（車いす用階段昇降機）があるかどうか」確認するといいだろう。これらがない場合は、ふつうのエスカレーターがあるかどうかを確認するとよい。

駅に着いたとき車いす利用者であることを伝えると、基本的に駅員さんがエスカレーターを使うなどして、乗車ホームまで連れていってくれる。また、「何号車に乗ったか」を下車駅に連絡してくれるが、連絡がつかないときは、一本か二本、電車を遅らせる。私は、二、三十分、時間の余裕をもつようにして出かける。

降りるときはふつう、駅員さんがホームで待っていてくれるが、連絡がうまくいかなかったのか、ホームに駅員さんが見あたらないときも、たまにある。そんなときは電車からホームに降りて、エスカレーターや階段の場合は、妻に駅員さんを呼びに行ってもらうことになる。

乗り換えの場合は、降車ホームから駅員さんについてもらい、乗り換える電車の改札口で別の駅員さんに引き継いでもらう。そこから乗車ホームに連れていってもらい、乗車した車両番号を降車駅に連絡してもらう。

これまで私が駅で体験したエスカレーターやホームでの出来事を紹介しよう。

### エスカレーターが一般乗客用で、車いす対応になっていなかったとき

下りのエスカレーターに乗ったときは、駅員さんがふたりついてくれた。ふたりは私をはさむようにエスカレーターの上と下に乗り、下になる駅員さんは車いすを押す取っ手を持ち、上になる駅員さんはしゃがんだ状態で、足乗せ台の上についている両

方の金具を持ってくれた。下りのエスカレーターが動いたままの状態で後ろ向きに乗るので、車いすが不安定だし、体が斜めになる。少し怖かった私は、エスカレーターのベルトにつかまって体を支えた。それでも階段よりは駅員さんへの負担は少ないかもしれない。

一方、上りのときは、前向きに乗り、駅員さんがひとり、後ろで車いすの取っ手を持って支えてくれたが、やはり少し怖く、私はベルトを離せなかった。

以前、新幹線の熱海駅や、新木場駅の二階から一階に降りる一般乗客用エスカレーターでこの体験をしたが、一般乗客用のエスカレーターを利用するときはこうなるだろう。

### 一般乗客用のエスカレーターに金属板を使用した経験

東武線の浅草駅で体験したことだが、駅員さんがエスカレーターの段に、ちょうど車いすが載る大きさの金属板を載せてくれ、私はそれに後ろ向きに乗った。そして、前後で、ふたりの駅員さんが車いすを支えてくれた。私は体をまっすぐにしたままでいいので不安は少なく、また駅員さんが車いすを支えるのも、前のケースより楽なようだった。

**車いす専用のエスカレーターを利用したとき**

エスカレーターを一時止めて、車いす専用にしてもらい、最初の階段の二段（または三段）分を専有して車いすを載せ、後ろの段に駅員さんに乗ってもらう。駅員さんがスイッチを入れると、エスカレーターは二段（または三段）のまま昇っていく。

総武線の錦糸町駅、東武線の曳舟駅、春日部駅などでは階段を二段専有。臨海高速鉄道の新木場駅で車いす用エスカレーターを利用したときは階段三段分が専有できた。安心してエスカレーターに乗ったのは、このときが初めてである。

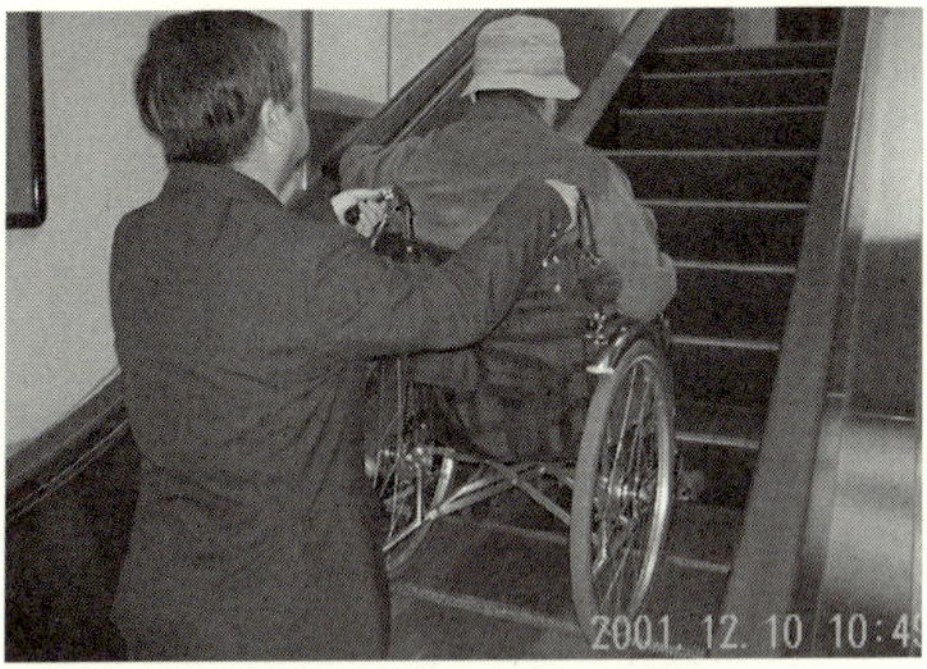

エスカレーターを一時止め、車いす用に

**車いす用階段昇降機（あとから「エスカル」という名であると知った）の場合**

横浜駅の、東海道線のホームに上がる階段、ＪＲ秋葉原駅、ＪＲ新橋駅などで体験

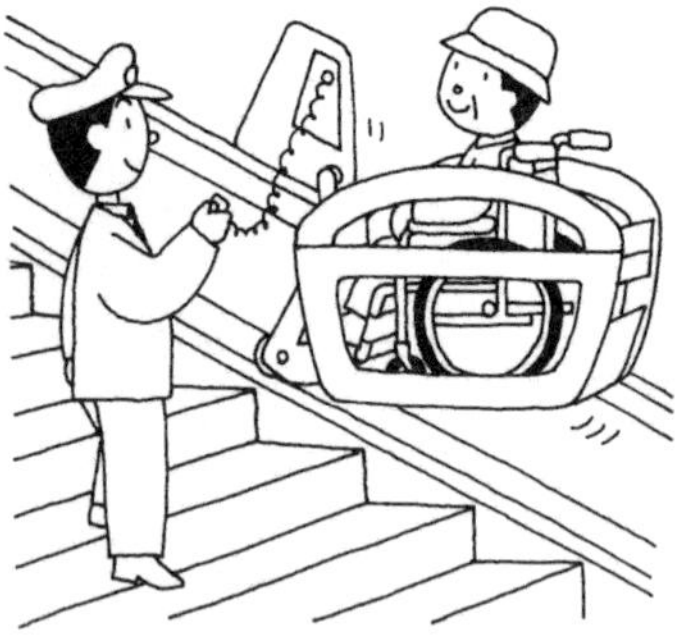
階段横に設置されている「エスカル」

した。エスカルは階段横の壁に設置された機器で、ふだんは出っ張りがないからじゃまにならない。設置のコストもエスカレーターより安いらしい。

利用するときは駅員さんに頼むと、折りたたんだリフトが使えるようになる。それに車いすごと乗り込むと、駅員さんが操作してくれて昇り降りができる。エスカル自体は、車いす利用者しか乗ることはできない。

**車いす専用リフトの場合**

JR横浜駅の改札から西口に出る階段に、ふたり乗りの専用リフトがあったので、妻と一緒に乗ったときのこと。

リフトは階段横にあるのだが、通路と通路の間にあって、ふだんはドアが閉まっているので目立たない場所にある。リフトに乗り、後ろの扉を閉めると鍵が締まり、と同時に通路のドアも閉まる仕掛けになっている。そして操作ボタンを押せば動くはずが、いざ上がろうとしたら、リフトカーを進めるための操作がわからない。いろいろなボタンを押してみたがまったく動かず、かといってドアも開かないので、降りるわけにもいかなかった。

ちょっとパニックになった。動かないときの操作方法も書いてはあるのだが、よくわからない。リフトからは顔がやっと出るくらいだった。それでも妻が必死に背伸びして、横の階段を通りかかった人を呼び止め、駅員さんを呼んでもらった。大事には至らなかったからよかったようなものの、もしこれが電動車いすにひとりで乗っていて、声が出ない人だったら大変だったろう。

どこか見える場所に、緊急時の呼び出しボタンがあれば、スムーズに対応できるのにと思った。

帰りは駅員さんにしっかり説明してもらったら、うまく乗ることができた。

**東雲《しののめ》駅からテレポート駅まで臨海高速鉄道に乗ったときのこと**

東雲駅で切符を買い、駅員さんに車いすで乗ることを告げると、「進行方向のいちばん前のホームで待つように」とのこと。エレベーターでホームに上がり、言われた

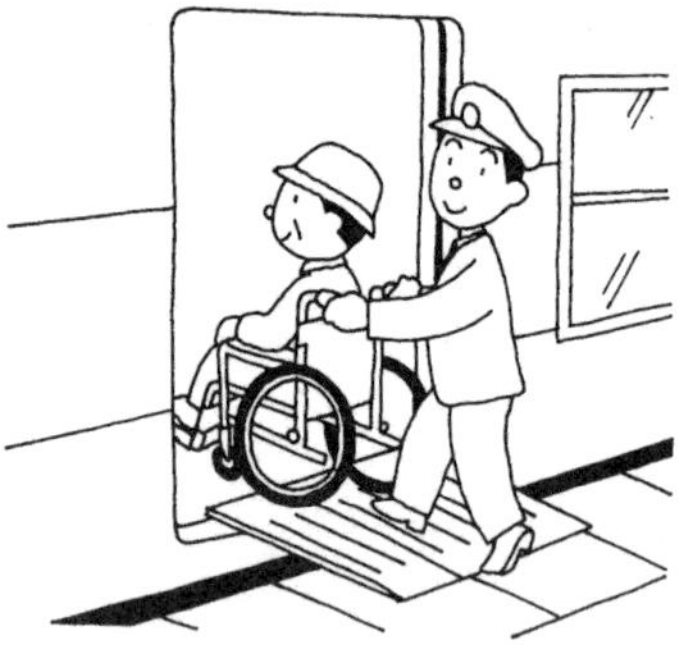

ホームと電車の間の〝架け橋〟

とおりにしていると、駅員さんがわきに何かを抱えてきた。そして電車が入ってきてドアが開いたとき、抱えていたものをホームとドアの間に置いた。

それは、プラスチック製の折りたたみ式スロープだった。ホームと電車の間に〝架け橋〟をつくってくれたのだ。おかげで車いすを押す妻も、私も楽だった。

こうした思いやりは、本当にありがたい。

## 車中でのこと

車いす用のスペースがある車両なら、そこに乗るが、ローカルな路線や古い車両になると、特別にそうしたスペースはない。そのときは人の出入りのじゃまにならないように、なおかつ自分も出やすいように、なるべくドア近くの端にいてドアに背を向け（降りるとき、このほうが降りやすい）、ブレーキをかけて電車の手すりをつかんでいる。

横須賀線の、車いす用のスペースと車いすトイレが設置された新型車両に、総武線の錦糸町駅から乗ったことがある。電車の外側と内側に「車いすマーク」がついているのでわかった。乗る前に改札で「横須賀線を利用する」と伝えると、乗り込んだ車両の番号を下車駅に連絡してくれた。

## 新幹線の場合

障害者になってから初めて新幹線に乗ったのは、故郷の広島に行ったときの「のぞみ」だった。そのことは先に書いたが、それ以降も京都に行ったり、なにやかやと新幹線を利用することは多い。

東海道新幹線の場合、私は東京駅から新幹線に乗るので、東京駅の車いす利用者の専用窓口に電話して、事前に指定席を予約する。乗っている時間が短いほうが楽だから、私はできるだけ「のぞみ」の個室を予約するようにしている。乗車する日の一か月前の十時から、二日前まで予約できる。

**車いす利用者の専用窓口**

●ＪＲ東海……電話〇三－三二八五－〇三二九（東海道・山陽の各新幹線）

●ＪＲ東日本……電話〇三－三二三一－一七三六（東北・山形・秋田・上越・長野の各新幹線など）

東京駅以外の各新幹線のほかの駅に関しては、大判のＪＲ時刻表「ＪＲのサービス＆情報」ページに、申込場所の電話番号が載っている。

**待合室**

●ＪＲ東日本の場合……各駅に確認のこと。東京駅は、丸の内南口に身障者待合室がある。

●ＪＲ東海の場合……各駅の駅事務室（各駅に確認のこと）。東京駅の場合は、八重洲側の中央口と南口の間に駅事務室がある（東京駅丸の内側の場合は南口の身障者待合室も利用できる）。

**予約・指定席の購入・乗車方法**

まず乗車する駅の受付窓口に電話を入れ、希望日時と列車名を伝える（私の場合は東京駅）。空席があるかどうか調べてくれて、予約がとれると、折り返し電話連絡がある。次に、

●JR東日本の場合……東京駅の場合は、丸の内南口の身障者待合室にあるインターホンで、予約切符を購入しに来たことを伝えると、予約の用紙を持ってきてくれる。それをみどりの窓口に持っていって購入する。

乗車する日は、同じ待合室から三十分前くらいにインターホンで伝えると、駅員さんが来て新幹線まで連れていってくれる。東京駅以外の場合は、各駅で確認のこと。

●JR東海の場合……駅事務室に行って、切符を購入する。東京駅の場合は、丸の内南口の待合室にあるインターホンで、予約切符を購入しに来たことを伝えてもよい。

乗車する日は、予約時に告げられた時刻までに駅事務室に行って係員を呼ぶと、列車まで連れていってくれる。東京駅の丸の内側の場合は、身障者待合室からインターホンで連絡する。

## トイレのこと

新幹線の小田原駅と盛岡駅で体験したことだが、車いす用トイレがいりくんだところにあって、見つけるのにひと苦労した。だから、駅員さんに場所をしっかり聞いたほうがいい。

ここまでは、ふつうのトイレ探しでも起こりうることだから仕方ないにしても、いざ見つけて中に入ったら、トイレットペーパーがなかった。最初から、それを置く場所がつくられていないのである。トイレ内を調べてみると、「トイレットペーパーはコインを入れて購入してください」と書いてあった。幸い、ティッシュを持っていたからよかったが、持っていなかったら、大あわてだったにちがいない。ティッシュとコインはいつも持ち歩いたほうがいい、という教訓を得た。

## 地下鉄の場合

地下鉄初体験は、東京ではなく福岡だった。福岡空港駅から中洲川端駅まで地下鉄空港線に乗ったが、駅員さんがついてくれなくても、エレベーターを使ってスムーズに目的地に行けるので、非常に便利に感じた。

私の家の最寄り駅は、営団地下鉄東西線の南砂町駅である。いままでも、改札とホームの間にエスカレーターはあるものの、入口には階段があり、車いすでは利用するのが難しかった。ところが平成十三年に南砂町駅のまわりが再開発され、駅にも地上から改札までエレベーターがついたのだ。それで、私もずいぶん利用するようになった。

さらに、都内の営団地下鉄駅のバリアフリー度をまとめた小冊子『メトロニュース』が、誰でも取れるように地下鉄の駅に置いてあるのを見つけた。さっそくもらって、埼玉に住む息子のところへの行き方を調べ、東西線の飯田橋駅で有楽町線に乗り換えて行くことができた。

都営大江戸線に、門前仲町駅から練馬駅まで乗ったこともある。大江戸線は全駅とも地上から改札、改札からホームまでエレベーターが設置されている。車いす用トイレもある。車体が低く、車いす用のスペースもあり、私には乗りやすかった。比較的新しい営団南北線にも、ほとんどの駅にエレベーターや車いす用トイレが設置されているようである。

## 鎌倉紀行——JRと私鉄を利用して

元気なとき何度か訪れたことのある鎌倉へ、車いすで、どこまで自由に動きまわれるか試してみたくて、天気のいい日に妻と出かけた。というのも、少し前に京都の神社仏閣を見てまわったとき、車いすで訪れることができる場所がたくさんあったので、鎌倉はどうなっているだろうと、好奇心が頭をもたげたからである。

交通手段は、ＪＲ錦糸町駅まで都営バス、錦糸町→新宿（総武線）、新宿→藤沢（小田急線）、藤沢→鎌倉（江ノ電）、鎌倉→東京（横須賀線）、東京→門前仲町→自宅（都営バスを乗り継ぐ）である。近いわりに変化に富んだ旅程で楽しみだった。

小田急線はロマンスカーに乗れるか不安だったので、出かける数日前、妻に電話で確認してもらったところ、新型の車両なら車いすに対応しているとのこと。発車時刻が十一時と遅かったが、旧型車両は狭くて車いすのままの乗車はできず、入口から座席まで歩いていかなければならないと言われ、新型の指定席を予約した。

その日は平日だったが、朝の九時すぎに自宅を出ればよかったので、ラッシュの時間帯を避けることができた。

ＪＲ錦糸町駅の改札で「新宿駅に行きたい」と駅員さんに話すと、すぐに車いす用のエスカレーターにセットしてくれて、ホームまでスムーズに上がることができた。ホームの駅長室の前で総武線の車両に乗車。新宿駅には連絡をしてくれている。

新宿駅のホームで待っていてくれた駅員さんに、「西口の小田急一階にある切符売り場に行きたい」と告げる。駅員さんはすでにエスカルを用意してくれており、それに乗って地下一階の中央通路に降りた。そこからすぐ近くにある小田急線への乗り換え口を通り、いったん改札の外に出た。

地下の小田急線の切符売り場で、予約チケットを購入。ロマンスカーの乗り場は一階なので、小田急百貨店のエレベーターを利用して上がり、改札を通ってホームへ。

新型の電車はすでに入線しており、初めて見たが、格好よく、乗ってみたくなるスマートさだった。

車いすが乗車できるのは八号車。入口がほかの車両より広く造られている。

中には、車いすが横に置ける座席が二席あった。座席の座り心地もよかった。

藤沢駅でロマンスカーから降りる前に、車内のトイレを見た。車いす対応トイレもあるにはあったが、車いすのまま入るには狭くて大変そうだ。しかも、表示は女性用。でも男性の障害者も使えるとのことだった。使いはしなかったが……。

下車するとき、駅員さんが折りたたみ式のスロープを持ってきてくれ、ホームと出口との間に架け橋をつくってくれた。そう、前に書いたけれど、臨海高速鉄道の東雲駅でしてくれたのと同じ方法である。車いすはガタンとならず、すんなりホームに降りられた。心づかいに感謝。

ホームから改札までゆるいスロープになっているのが、障害者にはありがたい。スムーズに改札を出て、駅ビルのエレベーターで二階に上がり、歩道橋を渡って向かい側の江ノ電の切符売り場に行った。

江ノ電の停車駅は十五。その中で、スロープなど車いす対応の造りになっている駅があるかどうか、切符売り場で聞いたところ、ここ藤沢と江ノ島、長谷、鎌倉の四駅ということだった。

江ノ電藤沢駅のホームは切符売り場と同じ二階にあるので、改札口を入るとすぐホーム。ところが、電車とホームの間がかなりあいていてショック。妻が不安がっているのがわかったのか、若い男性が車いすを持ち上げるのを手伝ってくれて助かった。親切に感謝。

江ノ電は、ふつうの電車と変わりなく、車窓から水平線がまるく見えてきれいだった。つかのま、旅気分が味わえた。

鎌倉駅では、ホームからスロープを下りて改札へ。車いすで行ける神社仏閣があるかどうかが知りたくて、まず、駅から十五分くらいのところにある鎌倉市役所に行った。

最初に福祉課に行って、トイレの書いてあるマップを入手。それから観光課に行ったが、はっきり教えてもらえず、「ＹＭＣＡが有料で発行しているマップがあるから、それを見てほしい」とのこと。そこまで買いに行くのも大変なので、今回は観光をあきらめ、交通機関のチェックにまとをしぼることにした。

ちなみに、観光課で教えてくれたところは、ＪＲ北鎌倉駅の建長寺と、江ノ電長谷駅の大仏だけ。

帰路は、ＪＲ鎌倉駅から横須賀線で東京駅へ。鎌倉駅は改札を入るとすぐ下りの階段があり、横須賀線のホームへは、また階段を上らなければならない。階段は両方とも工事中だったので（エスカレーター工事と聞いた気がする）、駅員さん四人に車いすごと抱えられ、ホームに上げてもらった。さぞ重かったろうと恐縮し、感謝する。

東京駅の横須賀線のホームは、地下四階とかなり深い。そこから丸の内側の南口に出るのは初めてだったが、駅員さんについていくと、エレベーターを一回乗り換えただけで地上に出た。

小さな旅を堪能した。次は、ぜひ車いすで鎌倉見物としゃれこみたい。

※ＪＲ横須賀線の鎌倉駅は、エスカレーターが完成したそうである。時間帯によって上りにしたり、下りになったり変わるというが、車いすの場合は、駅員さんに伝えると、上りでも下りでも車いす対応にしてくれるとのことである。

## 飛行機の巻

飛行機の旅も、なかなか面白い。

利用するときは、まず、「旅客搭乗橋」を使って搭乗口から飛行機にそのまま歩いていける便か、あるいはバスで駐機場まで行きタラップを上る便かを確認しておくと安心だ。タラップを上る便のときは、空港によってリフト付きコンテナ車を用意してくれることもあるので、チケットを予約するときに尋ねておきたい。できれば、到着地の状況も確認しておくとよい。

車いすの場合は手続きに時間がかかるので、約一時間前に窓口に行くように言われる。

機内が狭いので、自分の車いすは預け、航空会社専用のものに乗り換えるのが一般的。利用者の希望によっては、「搭乗手続きのとき」または「飛行機に乗る前」と違う場合があるので、窓口で確認するとよい。

搭乗するときは、一般乗客より先に乗り、降りるときは最後になる。航空会社のスタッフが機内まで連れていってくれ、目的地でも到着口までついていってくれるので心配ない。

到着口に着いたら、手荷物受け取り場所で自分の車いすに乗り換える。

航空会社の人たちは親切だし、飛行機の旅は比較的「案ずるより産むが易し」だと思うが、小さなアクシデントがないわけではない。そうしたときでも落ち着いて対応すれば、だいたいはなんとかなるものである。

各航空会社には、以下のような「障害者へのサービス」もある。

**日本航空（ＪＡＬ）**

日本航空では障害のある乗客を「プライオリティ（優先）・ゲスト」と呼び、予約がスムーズにいくように「プライオリティ・ゲスト・カード」という会員システムを設けている。このカードを申し込むと、名前、電話番号、車いすなどの手配があらかじめ登録されるので、予約時にはカードを提示すればよい。

また障害者向けの詳しいパンフレットもあり、申し込むと無料で郵送してくれる。

羽田空港と関西空港には、「体の不自由な人」専用のカウンター窓口を設けたり、また、車いすから移りやすいように、ひじかけの動く座席が、機種によって座席数は異なるが全機に用意されている。

●プライオリティ・ゲスト・カードの申し込み・障害者の相談・国内線予約窓口

プライオリティ・ゲスト・センター（平日・土曜九時～十七時、日曜九時～十二時・十三時～十七時）＝電話〇一二〇－七四七－七〇七／〇三－五四六〇－三七八三　ＦＡＸ〇三－五四六〇－五六七六／〇一二〇－七四七－六〇六（聴覚障害者専

用）

**全日空（ANA）・エアーニッポン（ANK）**

ANAマイレージクラブ（AMC）加入者を対象に、障害者の「情報登録サービス」があり、ANAスカイアシストメンバーに登録すると、たとえば車いすの手配、トイレ近くの座席指定、到着空港での手荷物の引き取りなどを、予約のたびに伝える必要がない。予約の際に、AMCカードのお客さま番号を提示すればよい。

カードの申し込みは、全日空のホームページからもダウンロードできる。

機内のひじかけが動く座席は、一部ない機種もある。

●障害者の相談・国内線予約窓口・メンバー登録の申し込み

ANAスカイアシストデスク＝電話〇一二〇－〇二九－三七七／〇三－五七五七－五

二〇一（九時～十七時）　FAX〇一二〇－〇二九－三六六（二十四時間受付）

**日本エアシステム（JAS）**

障害者の旅行相談に応じてくれる。羽田空港には、車いすのまま搭乗手続きができるカウンターがあり、また、全機種に、ひじかけの動く座席が一部用意されている。羽田・伊丹・福岡・鹿児島の各空港ではリフトバスが、羽田・千歳空港ではリフト付きステップカーがある。

●問い合わせ先・国内線予約窓口

電話〇一二〇－五－一一二八三／〇三－五四五七－五五六六（六時三十分～二十一時五十分）　ＦＡＸ（耳や言葉が不自由な人）〇一二〇－一七七－二八三（六時三十分～二十時）

次に、私の飛行機体験を書いてみたい。

**沖縄空港でのこと**

七、八年前になるので、いまは変わっているかもしれない。

全日空で福岡空港から沖縄に行ったときだ。沖縄では九州からの便はタラップを下りることになるという。「車いすの人はどうやって下りるのだろう」と思案していたら、スチュワーデスから「お客さまのいちばん最後に、飛行機の出入口まで歩いてください。そこから係の者が背負って下ります」と言われたので、びっくりした。

機内を車いすなしで歩くのは難儀だったが、妻に支えてもらい、座席につかまりながら、やっとのことで出入口に着いた。そこにはスタッフが待っていて、私を背負ってくれた。私よりやせた人だったので申しわけなく思った。

一般の人たちはバスで空港ターミナルに行ったが、私だけタラップの下に待っていた全日空のワゴン車に乗った。

帰りの便が心配になり、空港で東京行きの便のことを尋ねると、「旅客搭乗橋」を使うというのでひと安心した。

## ＡＮＡで羽田空港から長崎空港に向かったとき

ジャンボ機だったので、当然、「旅客搭乗橋」を通って車いすのまま飛行機にスムーズに行けるものと思っていた。ところが当日、全日空のカウンターで確認すると、飛行機のところまでバスで行き、タラップを上らなければならないという。

それではまたスタッフの人に背負ってもらうなど迷惑がかかると話すと、係の人が、「荷物側から乗れる、リフト付きコンテナ車を用意できるかどうか調べてきます」と言う。十分くらい待っただろうか。その人が戻り、なんとか、ほかの航空会社のリフト付きコンテナ車が借りられたとのことだった。それを聞いてほっとした。

リフト付きコンテナ車に乗り、飛行機の荷物側の入口から乗り込む……。どんな感じなのだろうか。いくら想像をめぐらせても、まったくイメージがわかなかった。

それは大きなコンテナ車のようだった。私は後ろのドアから車いすごとコンテナに乗り込み、一般客より先に駐機場に向かった。

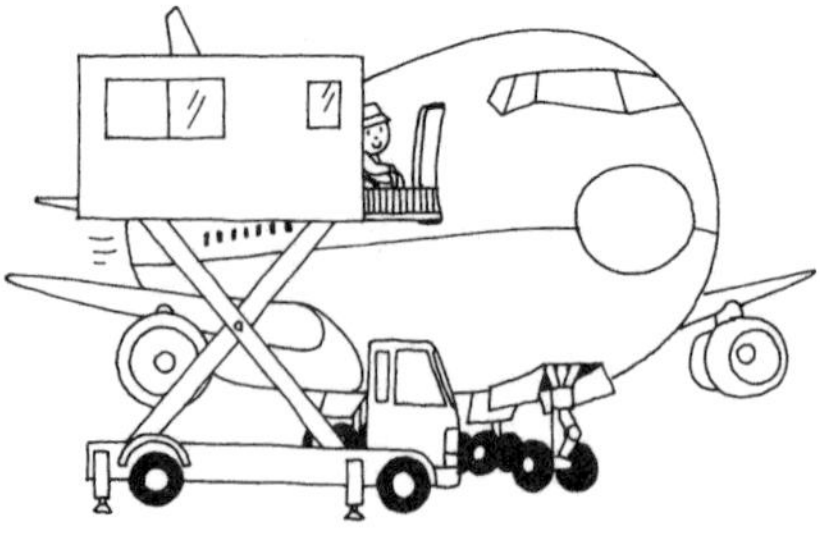

空港で利用したリフト付きコンテナ車

車は飛行機のタラップと反対側にまわった、と思うと、伸縮する脚がググッと伸びてコンテナごと持ち上がったのである。そして私はコンテナの前のドアから、車いすのまま機内に入れた。

たしかにとても便利だった。でも初体験のときは、何が起こるかわからなかったので緊張した。無事機内に入れたときは、ほっと気が抜けて、どっと疲れを感じた。

しかし、わかってしまえば、なんということはない。のちのち、函館空港でも同じようなリフト付きコンテナ車を利用させてもらったが、もう安心して任せることができた。

**ＪＡＳで羽田空港と福岡空港を往復したとき**

このときの便は、羽田空港ビルから離れたところにある駐機場から搭乗するとのことだった。私は空港の二階で搭乗手続きをすませたあと、エレベーターで一階に降り、しばらく行くと、そこにリフト付きコンテナ車が待っていた。車いすごと乗り込み、車はゆっくりと駐機場まで走った。

駐機場にはステーションになっている建物があった。その二階までコンテナが持ち上がって、中に入れるのである。そこから車いすで機内に入った。

ちなみに一般の乗客たちはバスで駐機場に行き、エスカレーターか階段でステーションの二階に上がっていた。

帰りも同じステーションを利用したが、コンテナ車は来ておらず、スタッフふたりに支えられて、車いすごとエスカレーターに乗り、降ろしてもらった。

いつもこのコンテナ車を利用できるとはかぎらないのが残念である。

# バス、リフト付き福祉タクシーの巻

バスは、電車に乗るときのように長い階段を上り下りしなくてすむので、障害をもっている身には比較的ありがたい乗り物である。ただ、出入口のステップは三段程度でも難関なので、リフト付きバスや、ノンステップバスを利用するほうがいいだろう。

リフト付きバスは、後方のドアの階段が平らになってリフトになる。それに車いすごと乗ると、そのまま上に引き上げてくれ、バスの中に入る。車内には二か所、車いすを置けるスペースがあり、そのうちの一か所は座席ふたつがたためるようになっている。窓と平行に車いすをつけ、後ろのタイヤ止めまでしっかり入れて「閉じる」のボタンを押すと、動かない状態になる。

ノンステップバスは車高が低く、リフトの代わりにスロープ板が出てくる仕組みだ。

都営バスの場合、両方とも、行き先表示のところに車いすマークがついていて、出入口が広くなっているからすぐわかる。車いすは二台乗れるが、利用者がないときは座席を倒して、ふつうの人が座れるようになっている。

私の家の近くでは、まだリフト付きバスもノンステップバスも走っていない。しかし江東区内に目を向けると、最近都営のリフト付きバスをよく見かけるようになった。都営の路線バスのうち、七割くらいの系統で、リフト付きバスまたはノンステップバスが走っていて、最低でも一日一台、多い路線では一日に七、八台走っているという。どの路線でリフト付きバスなどが走っているかは、東京都交通局に問い合わせると教えてくれる。（問い合わせ先＝東京都交通局総合案内所・電話〇三－五三二一－〇四〇〇）

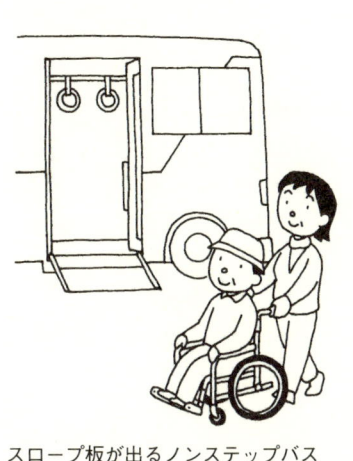

スロープ板が出るノンステップバス

私は住んでいる場所柄、都営バスを利用することが多いが、東急バスや小田急バスなど私営のバスでも運行しているはず。便利さがわかると、出かけようという気持ちに弾みがつく。

難点は、まだまだ台数が少ないこと。もっと増えることを望んでやまない。

一般バスや空港からの高速バスは、乗った経験からいうと、あまり障害者にやさしい造りと

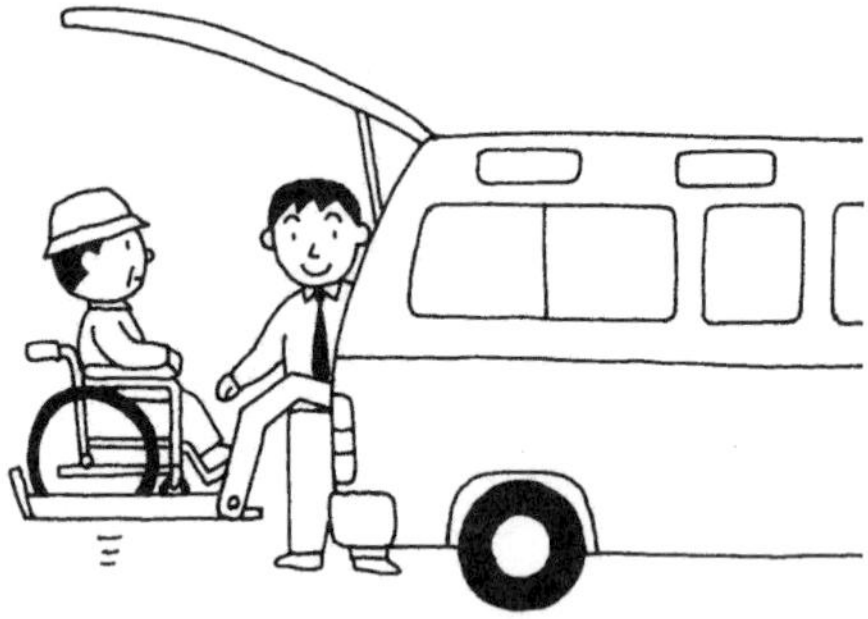

車いすごと乗り込める福祉タクシー

はいえなかった。

福祉タクシーはワンボックスカーで、後ろのドアを開けるとリフトが下りて、車いすのまま乗り込むことができるようになっている。車いすが二台入るスペースがあり、介助者も一緒に乗れる。

私は区役所の福祉課で、福祉タクシーを持っているタクシー会社を教えてもらった。受付時間は八時半から十八時。電話をして、区役所の福祉課に登録してある自分の番号を伝え、使いたい日と時間の予約をいれる。

予約は一か月前から受け付けてくれるが、利用者が多いので、緊急の場合はなかなか乗れないのが実状。決まった日に出かける病院や、旅行で最寄り駅に行くときなど、予定が決まっている日に使うと便利である。

以下、都営バス、高速バス、観光バスに乗ったときの経験談である。

## 南砂三丁目から門前仲町まで、ふつうの都営バスに乗る

障害者の仲間と、門前仲町の深川不動尊と富岡八幡宮に出かけたとき、リフト付きバスがなかったので、ふつうの都営バスに乗った。私以外にも、一般のバスに乗るのは初めて、という人が何人かいて、出入口のステップの高さに苦労していた。また、ステップのところにはつかまるところがないので、運転手さんに右手を支えてもらいながら、後ろのドアからゆっくり乗り込んだ。

そのうえわりと混んでいたために、年配の方に席を譲ってもらうしまつ。やはり車いすごと乗れるリフト付きバスかノンステップバスがいい、と痛感した。

## 江東区障害者福祉センターの企画で、水郷、銚子へ観光バスで行く

センターでは年に二回バスハイクがあり、このときは抽選だったが、倒れて以来、観光バスに乗ったことがなかったので、応募して運よく参加することができた。

車いすで観光バスに乗るのは初めてだったので、乗車するときは緊張した。ステップの左側には手すりがついているが、右側にはつかまるところがない。仕方がないので左手で手すりを、右手で妻の手を握って支えてもらい、上がった。前から二番目の座席に座ることができてほっとしたが、降りることを考えると、少し心が重かった。

どうやったら安全に降りられるか、車中であれこれ考えて、後ろ向きに降りようと決めた。乗ったときと同じように左手で手すりをつかみ、今度は妻だけでなく職員の方の手も借りて降りた。右手側に手すりがあれば、少しは楽だったかもしれない。

いずれにせよ私はバランス感覚が悪いので、降りるときは後ろ向きのほうが安全のようだ。

**福岡空港からH市まで高速バスに乗る**

一時間強かかる距離である。始発から終点の運行なら、最後に乗れば、それほどほかの人に迷惑をかけずにすむと思っていたら、福岡空港は途中駅で、すでに客が乗っていた。席に座れるだろうか、もたもたしてほかの人に迷惑をかけないだろうかなどと考えると不安で、妻に八つ当たりしてしまった。

妻が先に乗って座席を確保し、また出入口まで戻ってもらって体を支えてもらい、私は私で座席の背もたれなどをつかみながら、そろそろ歩いてバスの中ほどまで進み、ようやく座ることができた。H市は終点だったので、最後にゆっくり降りられて問題はなかった。

## 都内散策――ＪＲ、ゆりかもめ、都営バスに乗って

「乗り物編」のマップを作成するために、実際に乗って確認することにした。経路は錦糸町駅→秋葉原駅（総武線）、秋葉原駅→新橋駅（山手線）、新橋駅→有明駅（ゆりかもめ）、有明駅→新木場駅（都営バス）、新木場駅→自宅（タクシー）。

このころはすでに、駅員さんが車いすごと持って階段を上り下りしてくれた経験をしていたせいか、「怖いものは何もない」といった感じで、不安はなかった。むしろ、同行する妻や長男のほうが心配していた。

ＪＲ錦糸町駅は以前、横須賀線を利用したが、総武線でもそのときと同様に、階段二段分が専有できる車いす用エスカレーターにセットしてもらった。

駅長室の前で電車に乗る。秋葉原駅へは、駅員さんが連絡してくれているので安心だ。日曜日の午後二時ごろ、車内は混雑していた。

秋葉原の駅は、倒れる前に何度も利用したことがある。階段が多く、また総武線の

ホームを通ってから山手線のホームに出るなど、複雑な構造の駅という印象があったが、各階段にエスカルが設置されており、三回乗り換えたが、まずまずスムーズに移動できた。

ＪＲ新橋駅ではエスカルに二回乗って降り、汐留《しおどめ》口の改札へ。

道路を渡り、スロープを上がってエレベーターで二階へ。少しコンコースを歩いていくと、ゆりかもめの新橋駅。ホームへもエレベーターを使って行けるので楽だった。改札で駅員さんにトイレの場所を確認。車いす用のトイレで用を足した。

ゆりかもめには初めて乗った。日曜日だったので車内は混んでいたが、車いす用のスペースがあり、そこに乗ることができた。ゆりかもめはワンマンカーのためか、駅員さんがついていてくれることはなかった。

有明駅で下車。ここでも駅員さんは待っていてくれていなかったが、エレベーターがあるので、移動は楽だ。改札を出て道路に出るときにも、エレベーターがあった。

有明駅前には、新木場と有明を結ぶ都営バスの停留所があった。すでに夕方の五時近く。ちょうど出口のところに車いすマークがあるバスが来たので、始発から終点まで乗ることだし、乗客も少ないからと利用することにした。

ところがそれはふつうのバスだった。どの都営バスにも出口に車いすマークがついているが、必ずしも対応しているとはかぎらないようである（車いす対応のバスは、前方の行き先表示のところに車いすマークがついている）。

手すりにつかまれば、なんとか立てる私は、運転手さんの手を借りてステップを上がり座席に座った。新木場が終点という安心感もあった。なんとなく達成感に満たされて、群青色《ぐんじょういろ》に暮れてゆく窓外の景色を眺めていた。

## 伊豆半島への旅

伊豆には温泉もあるし、魚もおいしそうだ。チャンスがあったら行きたい、と思っていたところ、江東区障害者福祉センターの言語訓練の先生から「障害者でも利用できるペンションがあるよ」と、新聞に出ている記事を教えられた。

記事に、「『ハートフルファイル』という小冊子に詳しい情報が載っている」と書いてあったので、取り寄せると、伊豆高原に「ひゅっかり」という、障害者が泊まれるペンションがあるという。

これはいいチャンスだ。旅の予定は、ちょうど夏の暑い盛り。伊豆高原なら涼風が吹いて気持ちいいにちがいないと思い、すぐに「ひゅっかり」に連絡した。その日は部屋が空いていて、泊まれるとのこと。さっそく準備にとりかかる。

伊豆高原へ行くには、伊豆急行の「スーパービュー踊り子号」が早くて便利。調べてみると、ほとんどは東京駅が始発だが、時間によっては池袋駅、新宿駅始発の列車もあった（いまは大宮駅始発もある）。終着駅は伊豆急下田駅。

妻が一か月前に、東京駅のJR東日本の車いす利用者専用窓口（新幹線と同じ）に電話をして、個室を予約した。チケットのとり方や乗車方法も、新幹線のときと同じである。

## ペンション「ひゅっかり」に泊まる

自宅を午前九時半ごろに出て、東京駅まではタクシーで。十一時に東京駅を出発。二時間近くで伊豆高原駅に到着した。

伊豆高原駅は新しくなっていて、エレベーターと車いす用トイレが設置され、レス

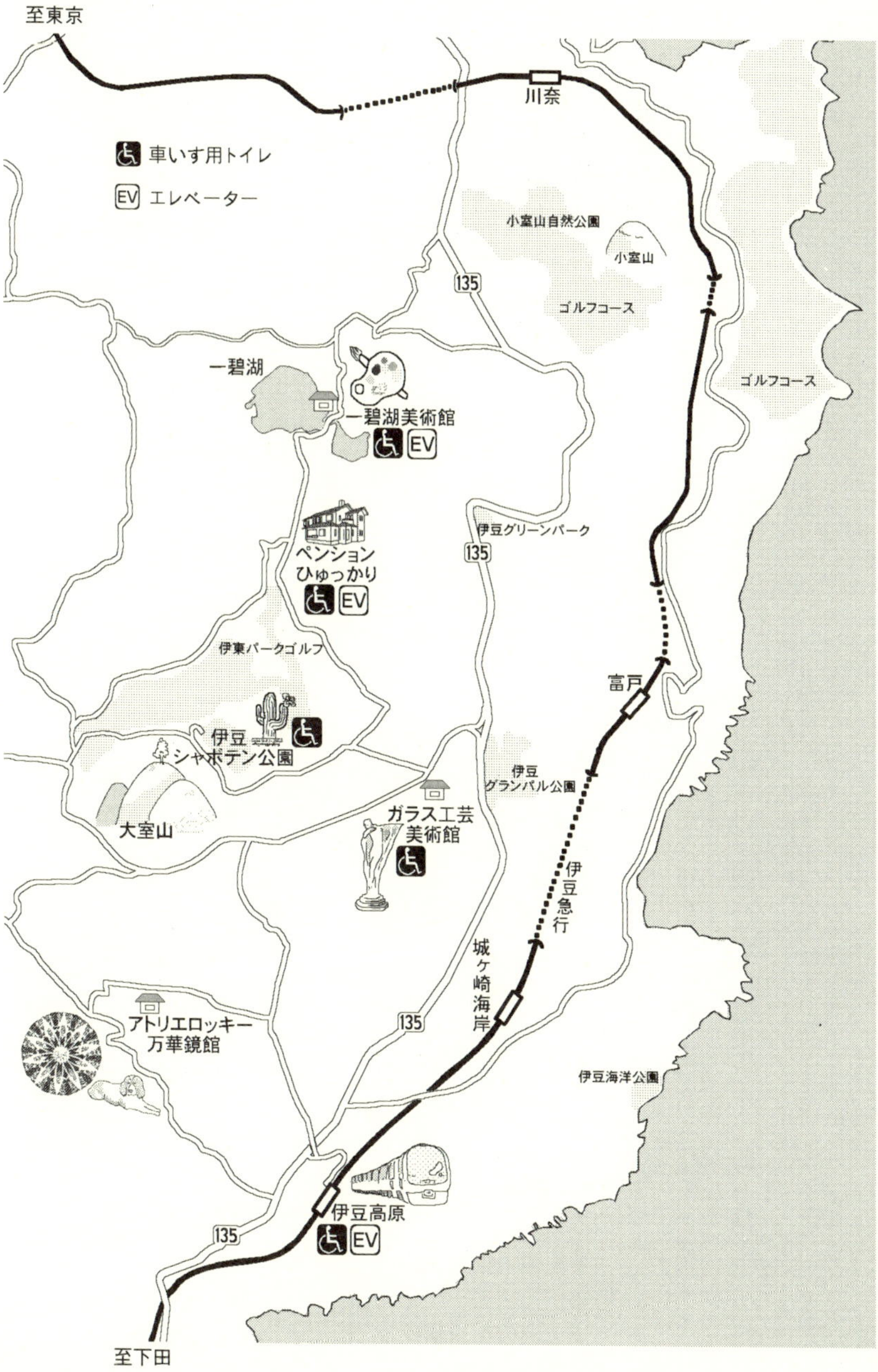

至東京
川奈
車いす用トイレ
EV エレベーター
小室山自然公園
小室山
135
ゴルフコース
ゴルフコース
一碧湖
一碧湖美術館
EV
伊豆グリーンパーク
135
ペンション
ひゅっかり
EV
伊東パークゴルフ
富戸
伊豆
シャボテン公園
伊豆
グランパル公園
大室山
ガラス工芸
美術館
伊豆急行
城ケ崎海岸
アトリエロッキー
万華鏡館
135
伊豆海洋公園
伊豆高原
EV
135
至下田

トランもあった。

駅には、ペンション「ひゅっかり」のご主人が車で迎えに来てくれていたが、座席がくるっと回って外に出てきたのには驚いた。車いすから座席に乗り換えて座ると、またくるっと回ってもとのように収まる。車いすのわが身には、乗車するのがとても楽でありがたく、世の中は、どんどん便利になっているのだなと感心した。

車いすは折りたたんで、車内の通路に置いた。

そのまま「ひゅっかり」へ。このペンションは、会社をスピンアウトしたご夫婦が経営していて、部屋は六室。定員は十六人。二階にはエレベーターで行けるし、一階には共同の車いす用トイレも完備されている。風呂は温泉。家族風呂もあり、リフトもつけられていた。

また、このあたりはバスでの移動が不便なので、行きたいところへはペンションの車で送迎してくれる。心づかいがゆきとどいていて、心地よかった。

とりあえず部屋に荷物を置いて、近くの「アトリエロッキー万華鏡館」へ行き、妻は万華鏡作りの体験をした。私はその間、作るのを見ていたが、出来上がった万華鏡は、回すたびにきれいな模様がくるくる変わり、神秘的だった。

それからペンションに電話をして迎えに来てもらい、車で、噴火によってできたという一碧湖のほとりにある美術館へ。ここには車いす用トイレとエレベーターがあった。

### ガラス工芸美術館で妻が体験制作

翌日は「ガラス工芸美術館」に行き、ここでも妻はステンドグラスを作る体験をして、楽しそうだった。作品は、いまも家に飾ってある。

そのあとに行った「サボテン公園」は、いかんせん、広大すぎた。しかも丘陵地にあるので介助者泣かせだったため、ほんの少し見物するにとどめた。それでも、公園内には数羽のキジが放し飼いにされていて、私たちの近くを通りすぎたのにはびっくりした。

レストランには、男女別々の車いす用トイレがあった。

### 下田へも足をのばす

最終日は伊豆高原をあとにして、下田に行くことにした。伊豆急下田駅も改装され、終点のためか、ホームと改札口がつながっていて、車いすでもスムーズに出られるのでとても楽だった。車いす用トイレはなかったが、近くの東急百貨店にあったので、特に問題はなかった。

駅前からタクシーで「下田海中水族館」へ。館内には、スロープがあり、車いす対応になっていた。イルカショーは車いすのまま見物できた。アザラシショーは階段のある座席から見るようになっていたが、水族館のスタッフが車いすごと最上階まで持ち上げてくれたので、心ゆくまで堪能することができた。親切がうれしかった。

このときの旅は、念願の伊豆に行けたこと、妻が物作りの体験をできたことが収穫だ。

## 京都へ旅する　その一

私は、紅葉が好きだ。桜も好きだが、真っ赤に燃え上がるような紅葉のほうに、より心ひかれる。

七沢の病院にいたときは、丹沢の山々が紅葉していく、一大パノラマのような景色を窓から眺めては、心なごませたものだった。

秋になったら京都の紅葉が見たくなった。三年ほど前のことだ。そのときのことを書きとめたい。

**東福寺の臥雲橋《がうんきょう》から見る紅葉は幻想的**

往復とも新幹線の「のぞみ」の個室を予約した。八時半ごろに自宅を出て、タクシーで東京駅へ。二時間十五分で京都駅に着くのだから、「のぞみ」は本当に速い。

最初に「東福寺」に行く予定にしていたので、京都駅のホームからエレベーターで一階に降り、スロープを通ってＪＲ奈良線のホームへ出た。

東福寺駅は京都駅からひとつ目である。駅には階段しかないと聞いていたが、行ってみると、車いす利用者専用のスロープがあり、駅員さんの誘導で道路に出ることができた。階段と思っていただけに、うれしかった。

東福寺は駅から歩いていけるところにあるが、道路が狭く、交通量も多いので注意が必要だ。加えて、道順どおりに行ったら、車が入れないように柵がしてある。柵と柵の間は狭く、車いすも通れない。

仕方がないので、私は車いすから降りて柵を持って立ち、車いすはたたんで妻が柵の間を通した。そして組み立てた車いすに再び乗るという苦労をした。

ところが、少し歩いて行った先に車が駐車してある。えっ、車は入れないはず。ということは？　どうやら別に道があるらしい。あんなに入るのに苦労したのに……。大ショックだった。

けれど、紅葉は、そんなショックを忘れさせるくらい、みごとだった。長く続く白い塀のところどころから、もみじの枝がすっと伸びていて、その枝が赤く紅葉した葉をたくさんまとっている。白と赤のコントラストが目にまぶしいくらいだ。この赤の多さは、東京ではなかなかお目にかかれない。

臥雲橋《がうんきょう》から眺める紅葉が、また格別だった。淡く黄色に色づいた葉の中に、赤く染まった葉が彩りを添え、幻想の世界を見ているようだ。その光景は素晴らしく、来て、本当によかったと思った。

車いすに乗った人とも、何人かすれ違った。

帰りは、一般道路から駅員さんを呼び出し、スロープを通ってＪＲ奈良線の上りホ

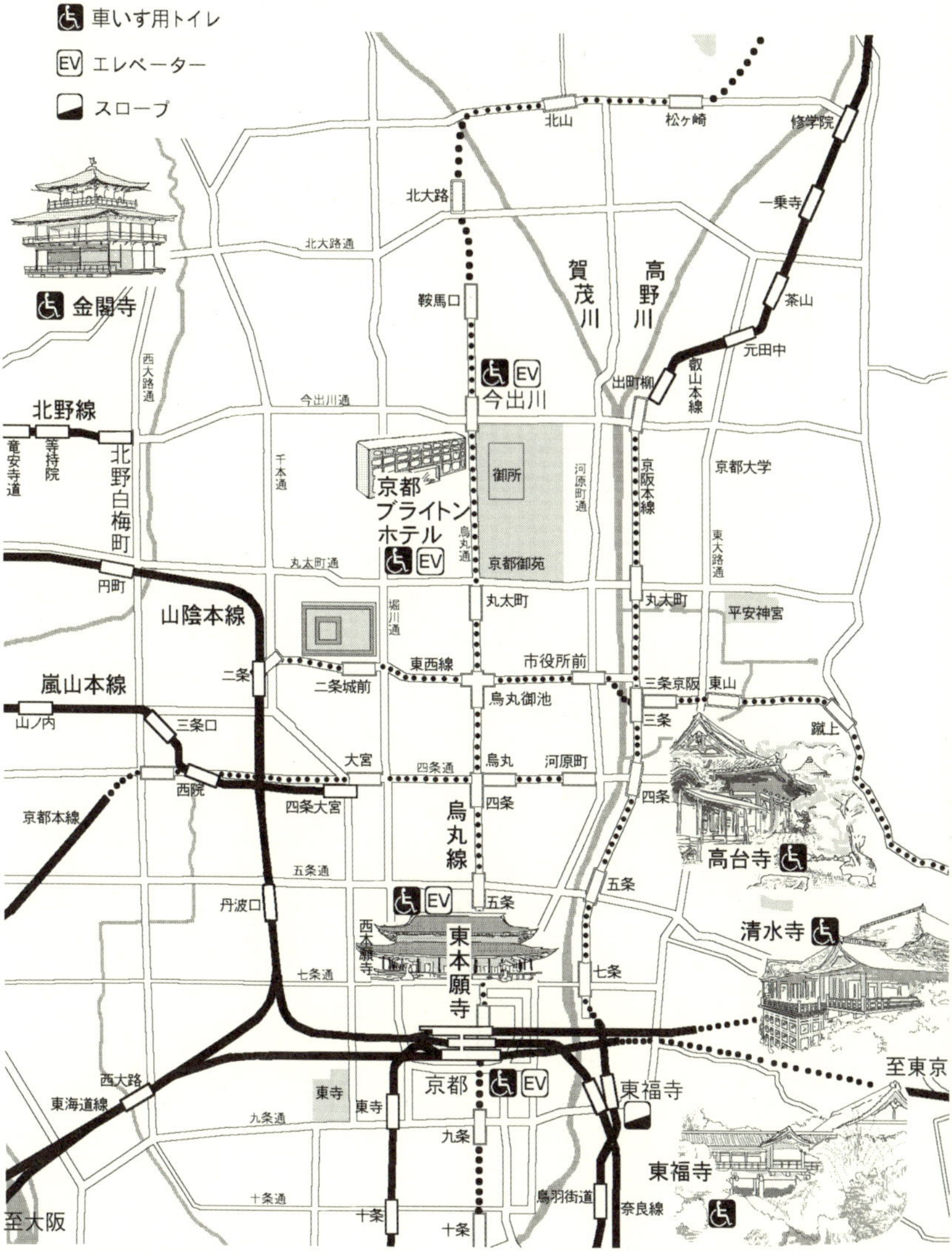

車いす用トイレ
EV エレベーター
スロープ
金閣寺
北山
松ヶ崎
修学院
北大路
一乗寺
北大路通
賀茂川
高野川
茶山
鞍馬口
元田中
叡山本線
出町柳
EV
今出川
今出川通
西大路通
北野線
竜安寺道
等持院
北野白梅町
千本通
京都ブライトンホテル
EV
御所
河原町通
京阪本線
京都大学
東大路通
烏丸通
京都御苑
丸太町通
円町
丸太町
丸太町
平安神宮
山陰本線
堀川通
東西線
市役所前
二条
二条城前
三条京阪
東山
嵐山本線
烏丸御池
三条
蹴上
山ノ内
三条口
大宮
四条通
烏丸
河原町
西院
四条大宮
四条
四条
京都本線
烏丸線
高台寺
五条通
丹波口
EV
五条
五条
清水寺
西本願寺
東本願寺
七条通
七条
西大路
至東京
東海道線
東寺
京都
EV
東福寺
東寺
九条通
九条
東福寺
十条通
鳥羽街道
奈良線
十条
十条
至大阪

ーム へ。

京都駅に着いて、駅ビルの十一階のレストランで食事をした。駅ビルは工事が終わり、すっかり装いを新たにしていた。そのあと、東本願寺が駅の近くだったことを思い出し、急きょ、歩いていくことにした。

東本願寺の境内は玉砂利だが、石畳もついていて通りやすかった。銀杏《いちょう》が黄色く色づいて、東福寺とは、また違った趣がある。

またエレベーターで二階の本堂に行けるので、上がって廊下を半周してみた。ここまで来られるとは思ってもみなかった。京都はやはり観光の街だ。車いす旅行者にも配慮が感じられる。

京都駅に戻り、地下鉄烏丸《からすま》線に乗って、五つ目の今出川駅で下車。駅にはエレベーターがあった。それから約二十分歩き、宿泊予定の京都ブライトンホテルへ。初めての道だったので不安になり、遠く感じた。

## タクシーで清水寺～高台寺～金閣寺

清水寺に行った。

寺は山の上にあり、一般客は階段や坂を上っていかなければならないが、車いすの場合は車で「清水の舞台」まで行けると聞いていたので、奮発してタクシーで行くことにした。清水寺は開門するのが早い。私たちは朝の八時半にホテルを出発したが、着いたときはすでに開いていた。

駐車場から「清水の舞台」に上がるところは、少し急坂になっているため、運転手さんに車いすを押してもらった。舞台はもう、修学旅行の学生や観光客でにぎわっていた。

そこからは京都市内が一望できる。

清水寺に目を向けると、覆うように木々が紅葉しているのが美しかった。

お寺には、人間離れした大きな足形が石にとられた「仏足石」がある。また、大黒さんが祀られていたので、願い事をした。車いす用のトイレもあるので、安心して行ける場所といえるだろう。

それから近くの高台寺にまわった。ここは豊臣秀吉の妻・ねねが晩年を過ごしたところだそうで、広い敷地に、母屋、茶室、庭園、長い昇り竜のような回廊などがあり、当時をしのばせる。庭園の紅葉も素晴らしく、夜にはライトアップするという。

その日は京都御所と長岡京市にも行く予定だったが、砂利道と段差が多いというので断念し、金閣寺に行くことにした。

金閣寺に入るまでの参道の林は、みごとに紅葉していた。赤や淡い黄色に色づいている葉が、太陽の光を通すと透き通るように見え、色にグラデーションができる。そんなふうに見えたのは、私だけだっただろうか。

こんなに素晴らしい紅葉は、実際に見て初めてわかる気がした。だから、旅をすすめたい。

金閣寺のまわりは砂利道だった。それが介助者泣かせだったが、ときどき休んでのんびり歩き、ゆっくり見てまわって楽しんだ。

## 京都へ旅する　その二

三年前に訪れた京都の紅葉の美しさが忘れられず、再び京都旅行を思いたった。今回は、前回とコースを変え、二泊三日で嵐山、京都市内、そして三千院にも行こうという欲張りコースである。

シーズンのさなかだったので、比較的すいていると思われる平日に行くことにしたが、それにもかかわらず、嵐山のホテルはとれたものの、京都市内はどのホテルも満員で、断られてしまった。仕方なくツーリストにお願いしたところ、なんとか予約できた。

どうやらシーズン中は、旅行業者などがホテルを押さえていて、個人でホテルの予約をとるのは難しそうだ。

**嵐山の近辺をタクシーでまわる**

当日は「のぞみ」の個室に乗って京都へ。

京都駅からはＪＲ山陰本線に乗り、嵯峨嵐山駅で降りた。このときはホームから改札口へそのまま行けたが、改札口には、あふれんばかりの人、人、人。皆の背中を見送るようにして、最後に改札口を出た。

「コミュニティ嵯峨野」は駅のすぐ隣にあった。チェックインして荷物を預け、ホテルのレストランで、早々に昼食をすませる。

その日行く予定にしていた場所は、ホテルからけっこう離れていたので、タクシーでまわってもらうことにした。

嵐山の繁華街は映画の撮影所が近いせいか、女優の浪花千栄子や勝新太郎が住んでいた家や、美空ひばり会館がある。そんなところをタクシーの運転手さんに教えてもらいながら、窓から眺めるだけで素通りして、天龍寺へ向かった。

タクシーを降りると、山門の、真っ赤に色づいたたくさんの紅葉が目に入り、思わず「ほーっ」とため息がもれた。

境内へ入るための、板で作られたスロープを上がろうとして手こずっていると、修学旅行中と思える女子生徒がササーッと走ってきて、介助してくれた。本当に助かった。若い人の自然な行動がまぶしく、ありがたかった。

本堂の前の池から見える小倉山の紅葉の素晴らしさは、また格別だった。この景色を見てこそ、来たかいがあろうというもの。旅の醍醐味《だいごみ》である。

土産物屋が並ぶ通りをタクシーで走ったが、平日にもかかわらず、人の波が押し寄せる。土・日曜ともなると、車が入れないほど人があふれるそうだ。シーズン中は仕方ないとはいえ、旅行で興がそがれるのは人の多さである。まあ、自分もそのひとりではあるのだけれど。

車は大きな古い民家の庭園へ。そこの紅葉が素晴らしかったので、写真を撮った。

また、大河内伝次郎の山荘の紅葉がいい、というので行ったが、階段があったため見るのをあきらめ、常寂光寺《じょうじゃっこうじ》へ向かった。

けれど、常寂光寺も階段だったので、妻だけが見に行って、私は山門で待った。それでもせっかく来たのだからと、妻が戻ってから記念写真を撮った。

広大な嵯峨野の竹林を通り、化野《あだしの》念仏寺の前を通り過ぎて、しばらく走ると曼荼羅《まんだら》山の鳥居形が見えた。ここは五山送り火をするところとして有名である。意外に低い場所にあるので驚いたら、いま私がいるところが京都市内より二百メートルくらい高いのだと、運転手さんが教えてくれた。

大覚寺の前を通って、鯉が養殖されている「広沢の池」へ。池は水が抜かれ、底が一部出ていて、ゴイサギが小魚を食べていた。のどかな自然を感じた。

ホテルに戻ると、妻はひとりで自転車を借り、目抜き通りの散策に出かけた。和菓子を買って戻ってきたが、私はそんな和菓子屋があるとは知らなかった。妻も、自分が好きなものは、事前によく調べて情報を得ているようである。

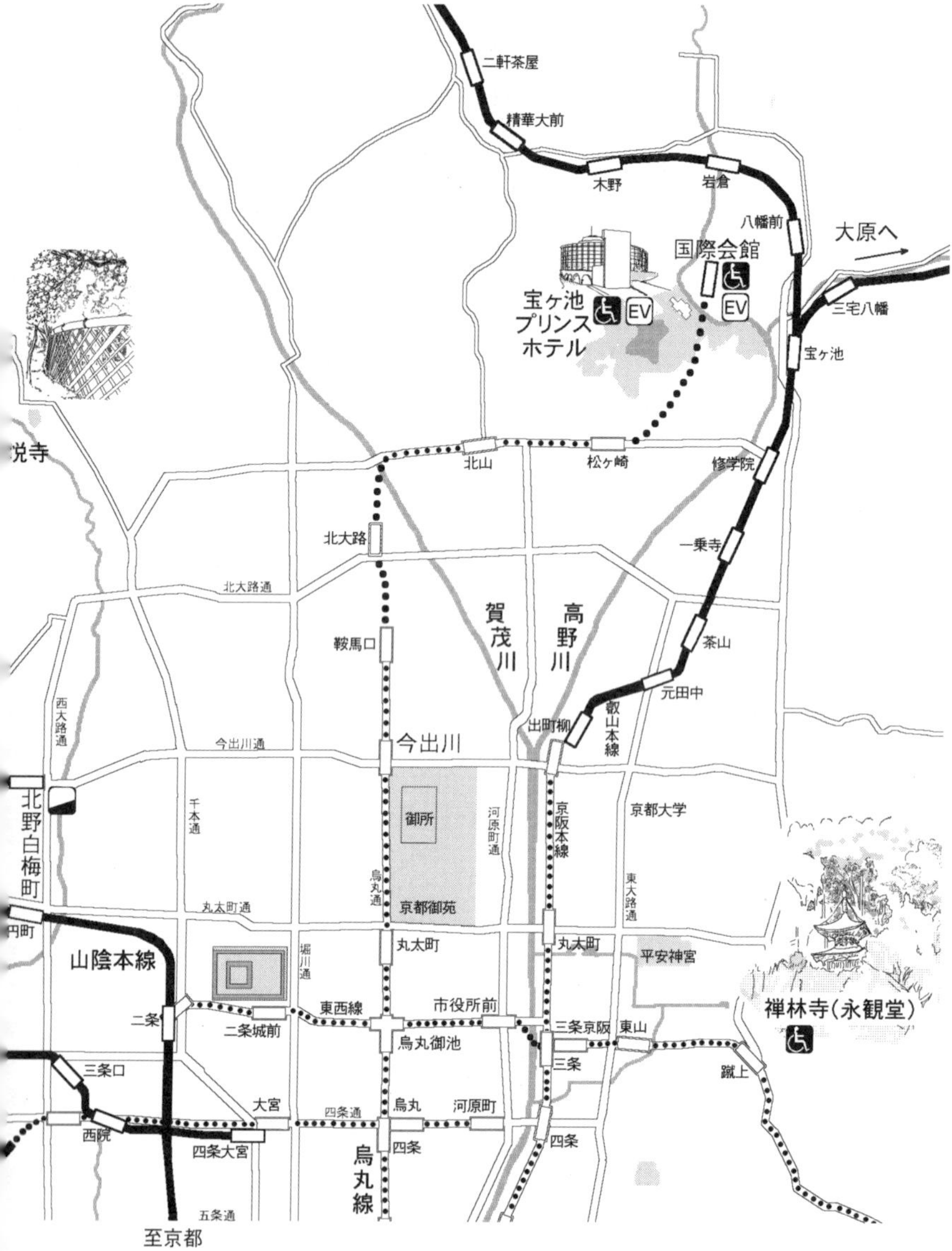
二軒茶屋
精華大前
木野
岩倉
八幡前
大原へ
国際会館
宝ヶ池プリンスホテル
EV
三宅八幡
宝ヶ池
北山
松ヶ崎
修学院
北大路
一乗寺
北大路通
賀茂川
高野川
鞍馬口
茶山
元田中
出町柳
叡山本線
今出川通
今出川
西大路通
北野白梅町
千本通
御所
河原町通
京阪本線
京都大学
烏丸通
京都御苑
東大路通
丸太町通
円町
山陰本線
丸太町
堀川通
平安神宮
禅林寺(永観堂)
二条
二条城前
東西線
市役所前
烏丸御池
三条京阪
東山
三条口
三条
蹴上
大宮
四条通
烏丸
河原町
西院
四条大宮
四条
烏丸線
五条通
至京都
悦寺

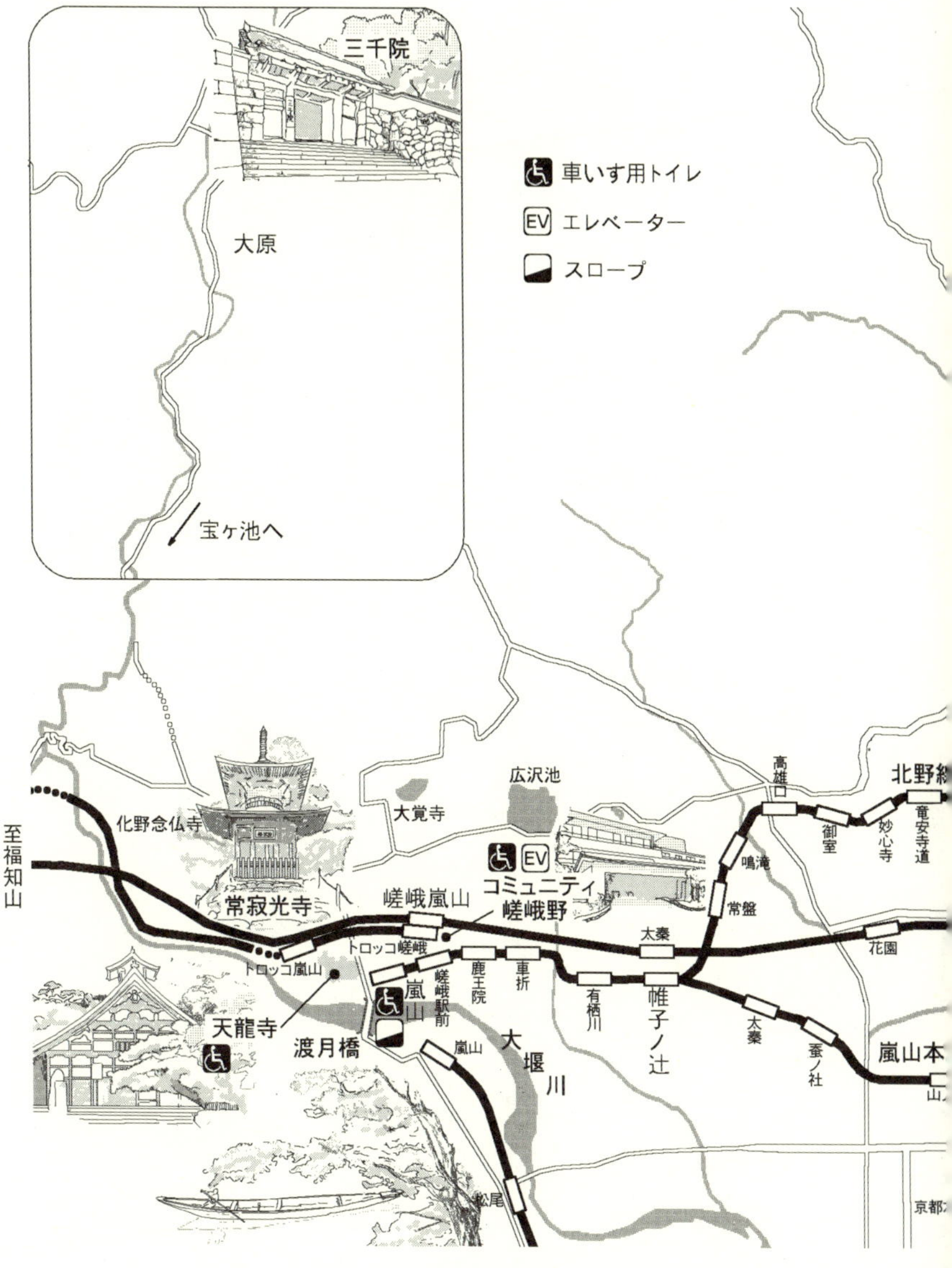

三千院
大原
宝ヶ池へ
車いす用トイレ
EV エレベーター
スロープ
至福知山
化野念仏寺
常寂光寺
大覚寺
広沢池
コミュニティ
嵯峨野
嵯峨嵐山
トロッコ嵯峨
トロッコ嵐山
天龍寺
渡月橋
嵐山
嵯峨駅前
鹿王院
車折
有栖川
帷子ノ辻
太秦
大堰川
嵐山
松尾
高雄口
御室
妙心寺
竜安寺道
北野線
鳴滝
常盤
太秦
花園
太秦
蚕ノ社
嵐山本線

## 嵐山を見ながら川下り〜光悦寺〜永観堂

川から、朝日を浴びた嵐山が見たいと思った。ＪＲ山陰本線の亀岡駅近くの船着き場から嵐山への保津川下りは有名だが、その一部の川下りもできると聞いたからだ。前日、妻が自転車で街を散策したとき、渡月橋近くの船着き場まで行って、乗船できるかどうか聞いていた。

朝早く船着き場に行くと、私たち以外に乗客はおらず、貸切状態だった。四人がかりで、川舟に乗せてもらう。

四十九年間、竹竿を操って川下りをしている船頭さんの話では、一本の川の名前が場所によって分けられていて、上流を保津川、嵐山あたりは大堰《おおい》川、京都市内は桂川というのだそうだ。

大堰川は深さ二〜五メートルくらいだが、水底が見えるほどに澄んでいた。鮎が釣れる時期は終わっていたが、両岸には釣り人が、のんびり釣り糸を垂れていた。

川舟はすべるように進む。川下りというより川の散策といった風情で、静けさが心地よい。嵐山の紅葉を眺めていると、時間が止まったように感じられた。

嵐山の紅葉は三分ほどで、一週間後が見ごろとか。ちょっと時期は早かったが、川舟に乗って朝日のあたる嵐山を見るのは趣がある。片道二十分くらいで折り返す距離だったが、舟遊びを心ゆくまで楽しみ、嵐山をあとにした。

嵐山駅で京福嵐山本線に乗り、帷子《かたびら》ノ辻《つじ》駅で京福北野線に乗り換えて、北野白梅町駅で下車した。紅葉で有名な、鷹峰《たかがみね》にある光悦寺に行こうと思ったのである。

京福電車はワンマンカーだが、車いすやベビーカー用のスペースがあり、乗り降りも楽だった。

北野白梅町駅からはタクシーで光悦寺へ。入口にあるたくさんの木々が、色とりどりに紅葉していてきれいだった。

庭園に入るには、高い階段を三段下りなければならない。でも庭園の紅葉に魅せられ、どうしても入りたくて、紅葉狩りに来ていた人の手も借りて階段を下ろしてもらった。

庭園内には玉砂利が敷きつめられ、車いすはガタゴトいったが、あちこちで木々が紅葉した広い庭は素晴らしく、脳裏に焼きついた。

帰りに階段を上るときも、やはり見物客にお願いし、車いすごと持ち上げてもらった。声をかけると皆、親切に、すぐ対応してくれる。好きな紅葉が見られるのも、多くの人の手助けがあるからだと感謝しつつ、尻込みせずに声をかける勇気を、いつでももちたいと思った。

光悦寺から、またタクシーに乗り、事前に調べておいた、紅葉の名所という禅林寺（永観堂）に向かった。

入口が階段だったので、受付で車いす利用者であることを伝えると、裏庭から入れてくれた。紅葉は、評判にたがわず素晴らしかった。赤や黄色に紅葉した木々と、古いたたずまいの寺との対比も美しく、私は全身で秋を感じていた。

ここには車いす用トイレもあり、安心して紅葉を堪能できる。

こうして一日紅葉を満喫した私たちは、宝ヶ池のほとりにある、宿泊予定の宝ヶ池プリンスホテルへとタクシーで向かった。

**大原三千院で、旅の締めくくり**

ホテルでタクシーを呼んでもらい、大原三千院まで足をのばした。

三千院に近づくにつれて道路が狭くなり、車も混んできて進まなくなったので、二百メートルくらい手前でタクシーを降り、歩くことにした。

一般客の入口は階段になっていて、そこから平安時代に建てられたという本堂に上がり、庭園を見ることになるが、車いす利用者は、急な坂道を上り、車の出入口から入る。そこから写経場のわきを通り、昔からある庭園の中を通って、紅葉した木々に覆われた本堂、苔むした庭園、朱雀門《すざくもん》を見た。

これらの建物は素朴だけれど、建築技術の高さがうかがえた。

本堂へ入るには階段を上らなければならないので断念し、近くにある阿弥陀寺の紅葉を見に行った。

帰りはタクシーで宝ヶ池プリンスホテルまで戻り、預けていた旅の荷物を受け取った。そして近くの国際会館駅から地下鉄烏丸線に乗って京都駅へ。

赤色に魅せられた京都の旅だった。朝日に染まって赤く輝く嵐山の紅葉。夕日に照らされて鮮やかさを増す永観堂の木々の葉。その美しさは、鮮明に記憶に残っている。

こうして「来年も」と思い、さらに春の京都も見たいと思いがふくらみ、私たち夫婦は、また新たな車いすの旅へと誘われるのだ。

# 付録

ここでは、羽田空港、東京駅、京都駅の「車いす用トイレ、エレベーター、エスカレーター」の場所を示した案内図、東京近郊のＪＲ駅の「車いす用トイレ、エレベーター、エスカレーター、エスカル」設置の有無を示した路線図、全国で福祉マップを出している自治体・団体、交通機関等のホームページのＵＲＬを掲載している。

空港や駅や街の施設は時を経て変わるので、この付録はひとつの目安として、各施設を利用するときは確認してほしい（データはいずれも二〇〇二年五月現在）。

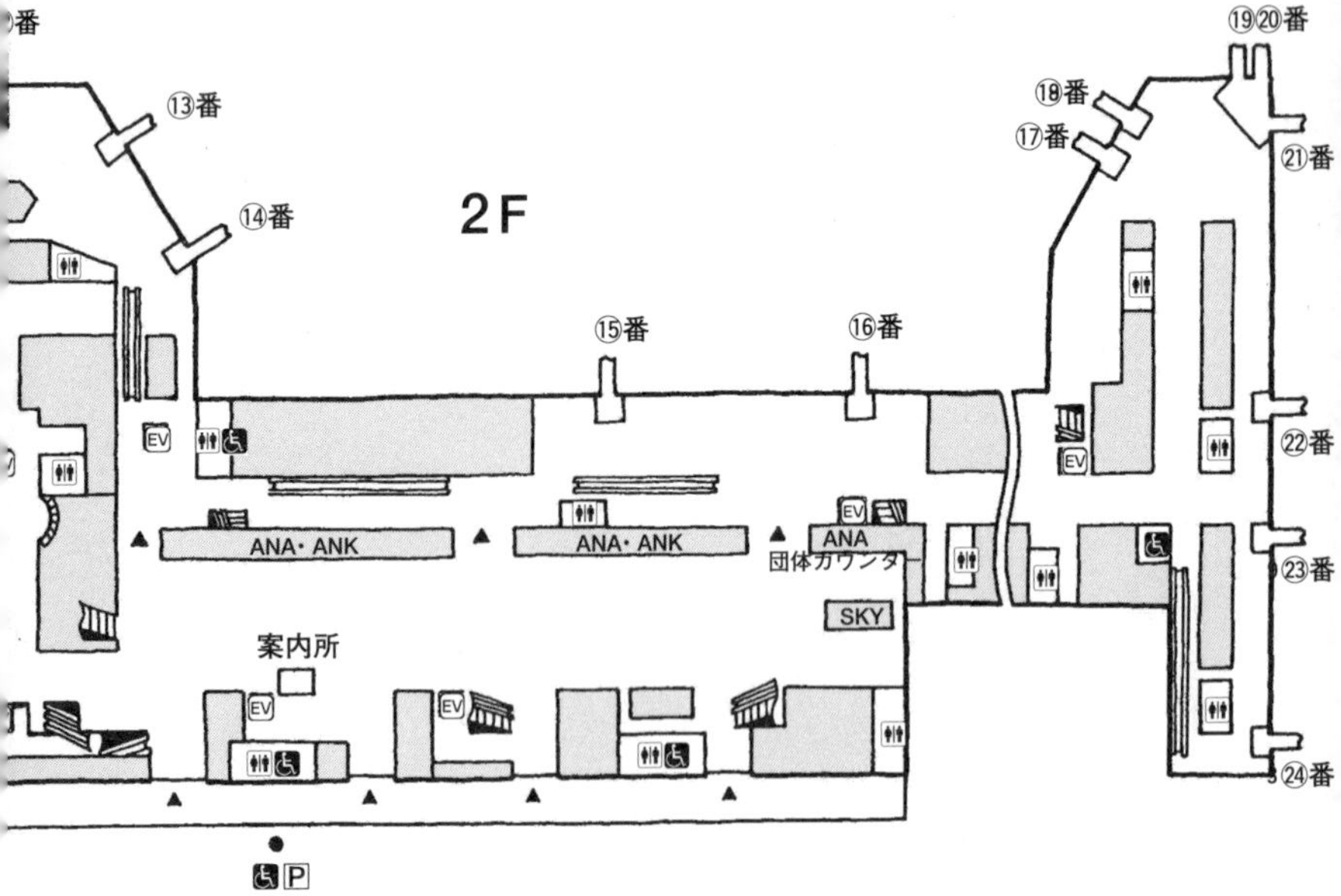
2F
⑬番
⑭番
⑮番
⑯番
⑰番
⑱番
⑲⑳番
㉑番
㉒番
㉓番
㉔番
ANA・ANK
ANA・ANK
ANA
団体カウンター
SKY
案内所
EV
P

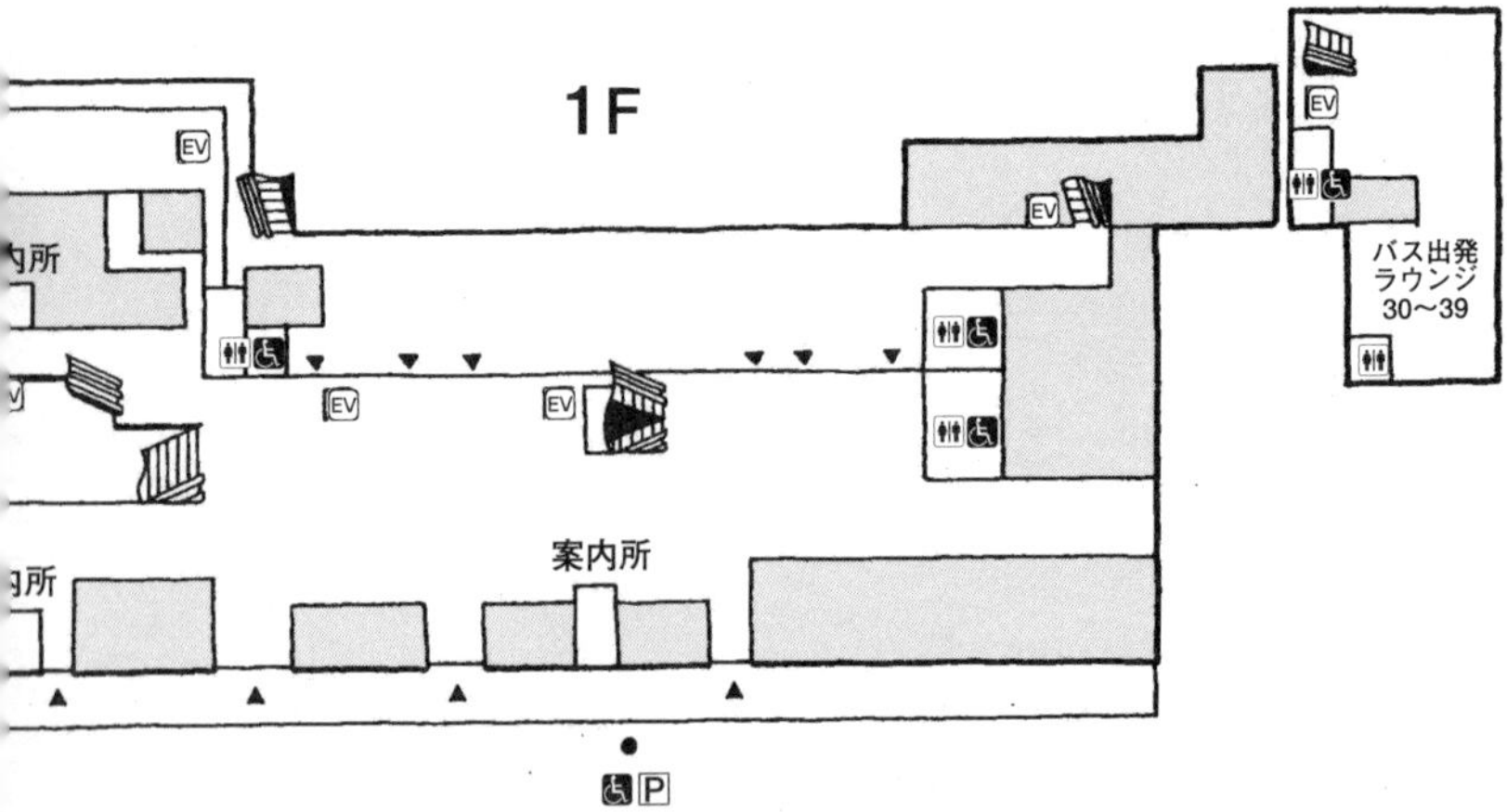
1F
案内所
バス出発
ラウンジ
30〜39
EV
P

# 羽田空港バリアフリーマップ

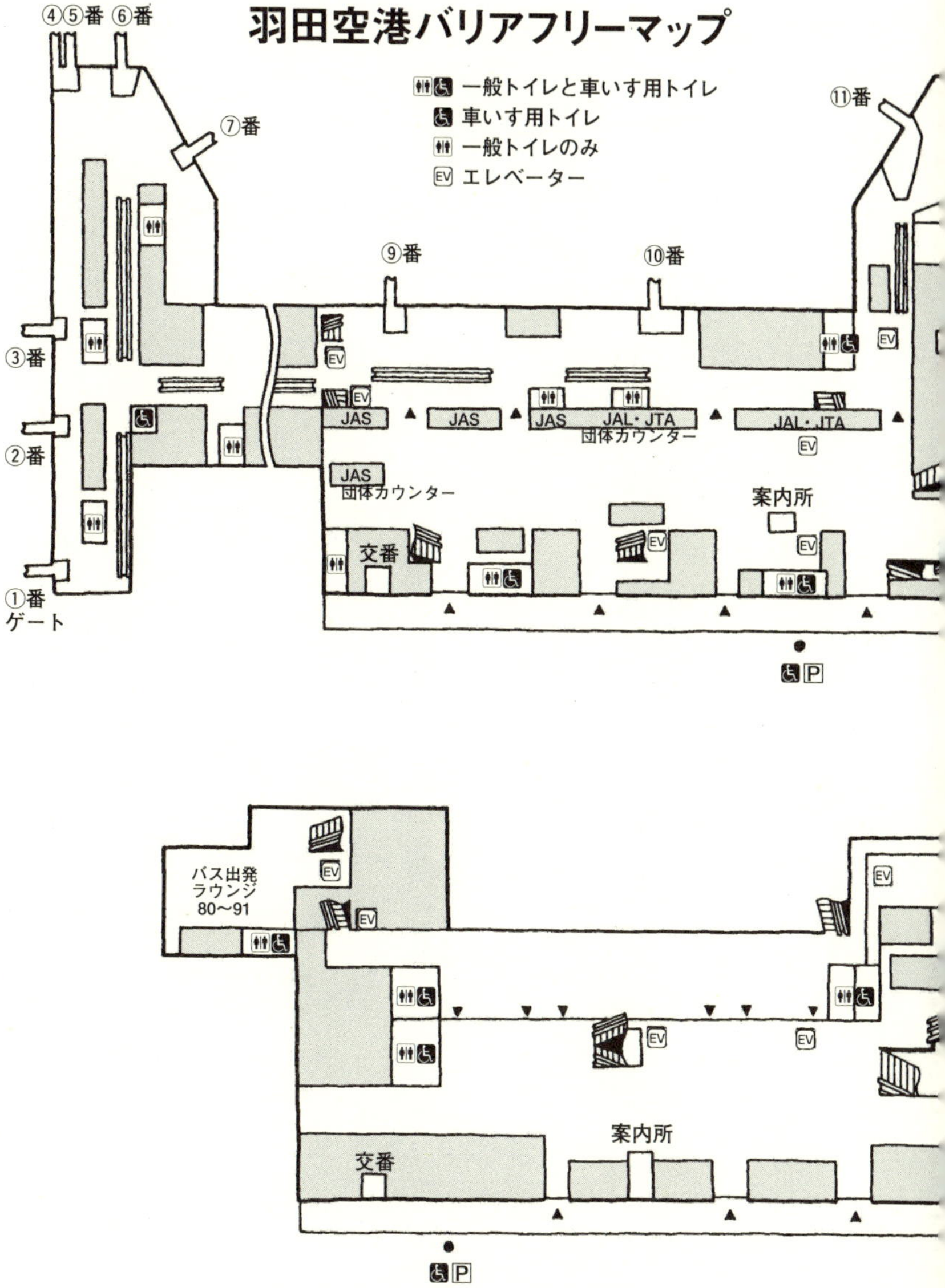

# 東京駅バリアフリーマップ

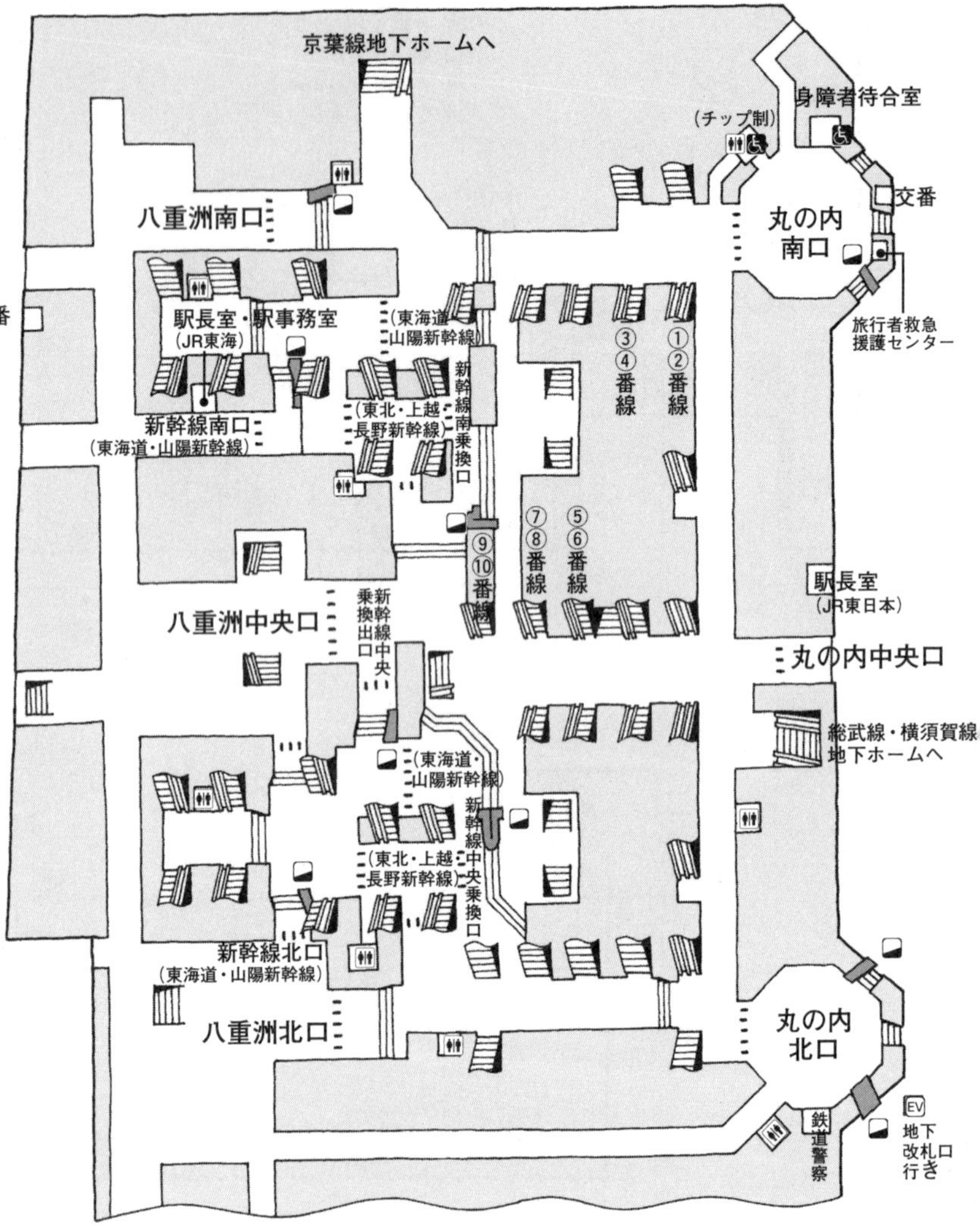

# 京都駅バリアフリーマップ

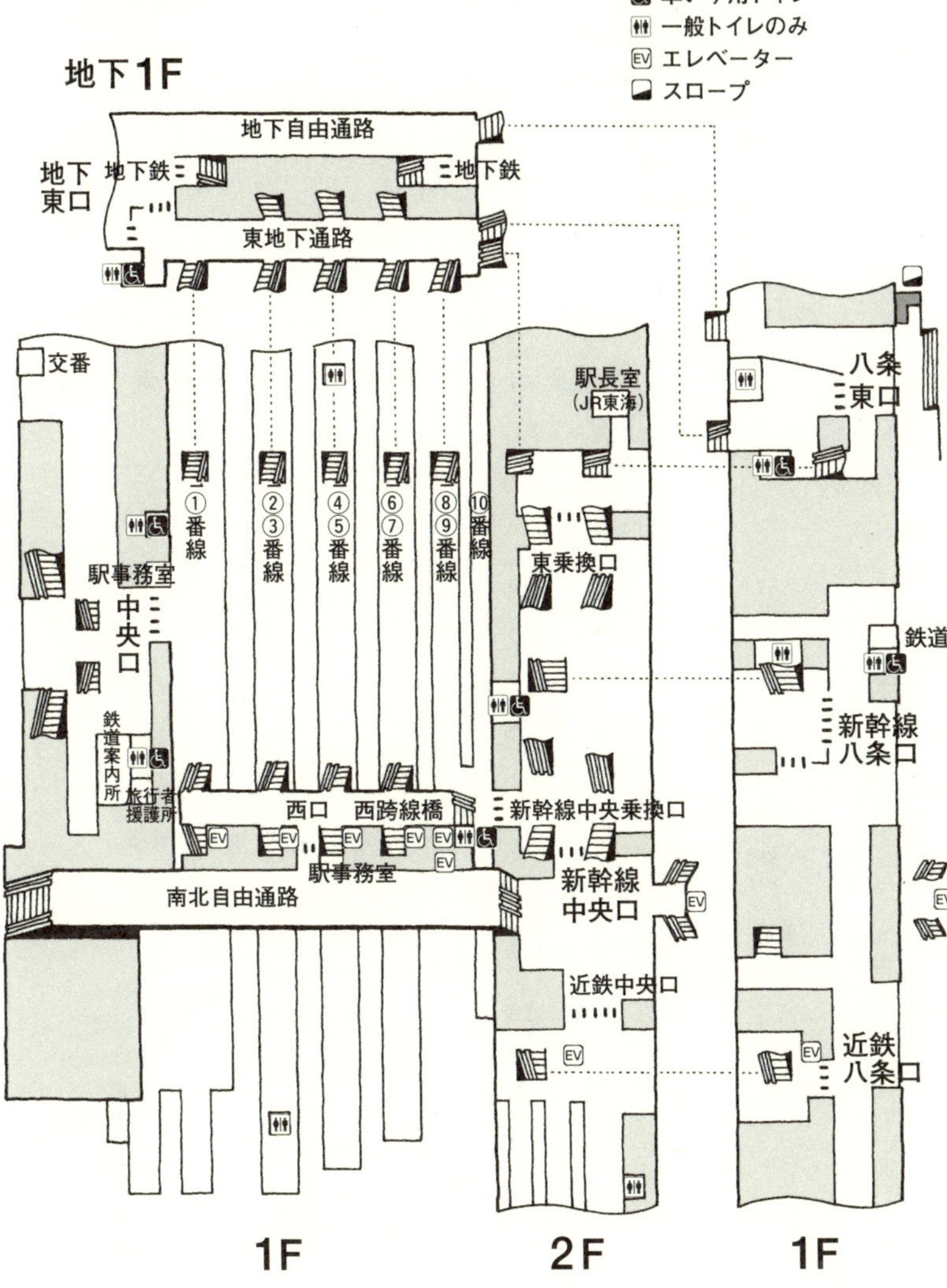
一般トイレと車いす用トイレ
車いす用トイレ
一般トイレのみ
EV エレベーター
スロープ
地下1F
地下自由通路
地下鉄
地下鉄
地下東口
東地下通路
交番
駅長室（JR東海）
①番線
②③番線
④⑤番線
⑥⑦番線
⑧⑨番線
⑩番線
駅事務室
中央口
八条東口
東乗換口
鉄道警察
新幹線八条口
鉄道案内所
旅行者援護所
西口
西跨線橋
新幹線中央乗換口
駅事務室
南北自由通路
新幹線中央口
近鉄中央口
近鉄八条口
1F
2F
1F

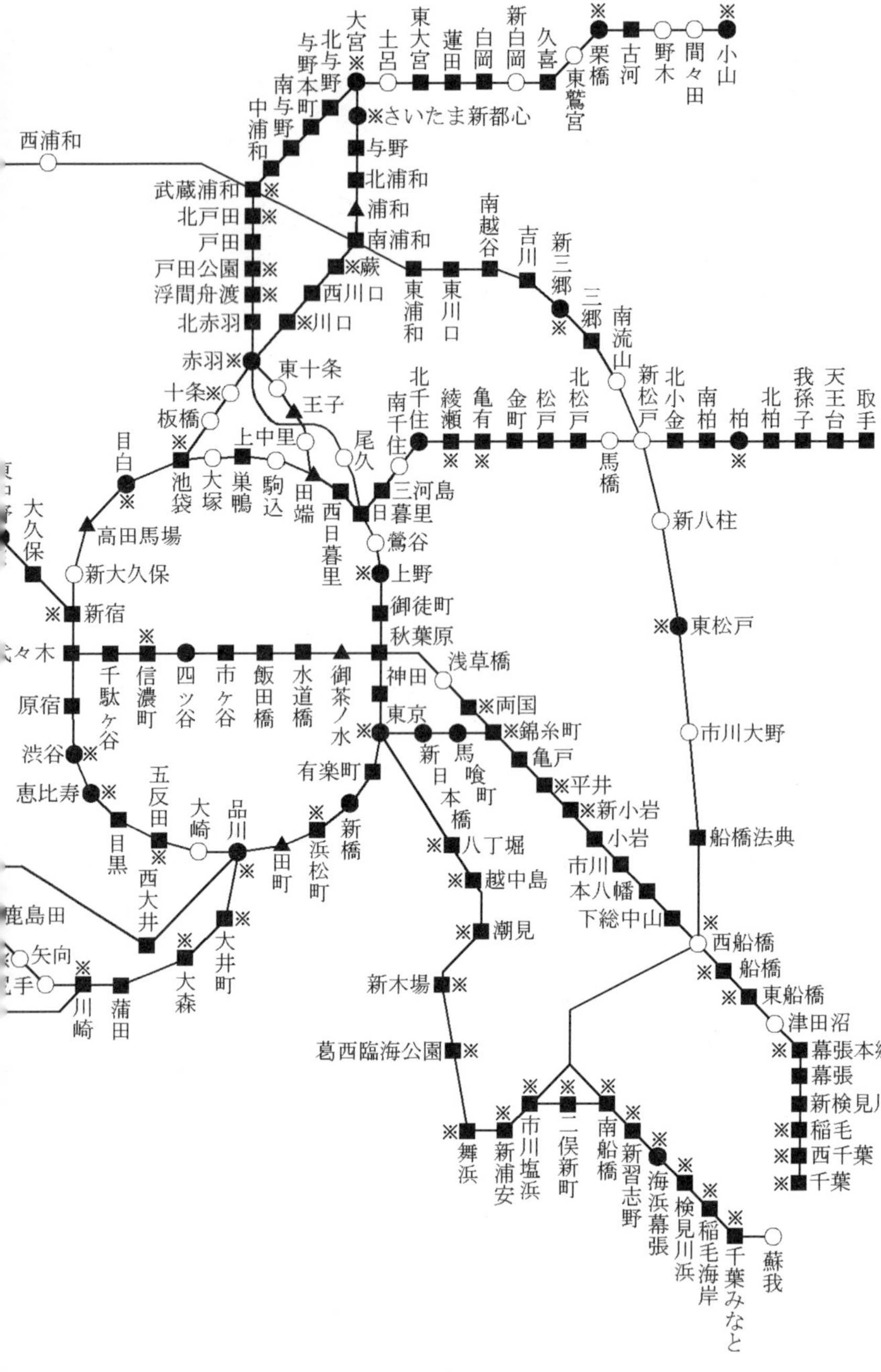

大宮
北与野
与野本町
南与野
中浦和
土呂
東大宮
蓮田
白岡
新白岡
久喜
東鷲宮
栗橋
古河
野木
間々田
小山
さいたま新都心
与野
北浦和
浦和
南浦和
西浦和
武蔵浦和
北戸田
戸田
戸田公園
浮間舟渡
北赤羽
赤羽
蕨
西川口
川口
東浦和
東川口
南越谷
吉川
新三郷
三郷
南流山
新松戸
北小金
南柏
柏
北柏
我孫子
天王台
取手
東十条
王子
十条
板橋
上中里
尾久
北千住
南千住
綾瀬
亀有
金町
松戸
北松戸
馬橋
目白
池袋
大塚
巣鴨
駒込
田端
西日暮里
三河島
日暮里
鶯谷
上野
新八柱
大久保
高田馬場
新大久保
新宿
御徒町
秋葉原
東松戸
代々木
千駄ヶ谷
信濃町
四ッ谷
市ヶ谷
飯田橋
水道橋
御茶ノ水
神田
浅草橋
両国
原宿
東京
錦糸町
渋谷
新日本橋
馬喰町
亀戸
市川大野
有楽町
平井
恵比寿
五反田
大崎
品川
田町
浜松町
新橋
新小岩
小岩
目黒
西大井
八丁堀
越中島
市川本八幡
船橋法典
下総中山
鹿島田
矢向
尻手
川崎
蒲田
大森
大井町
潮見
西船橋
船橋
東船橋
新木場
津田沼
幕張本郷
幕張
新検見川
稲毛
西千葉
千葉
葛西臨海公園
舞浜
新浦安
市川塩浜
二俣新町
南船橋
新習志野
海浜幕張
検見川浜
稲毛海岸
千葉みなと
蘇我

# 東京近郊ＪＲ駅バリアフリー路線図

エレベーターとエスカレーターを併設している駅も、もちろんあるが、表現が複雑になるので、身障者にとってありがたいエレベーター、エスカレーター、エスカルの順に優先順位を決めた。駅の施設は変わっていく。よいほうに変わるとは思うが、利用するときは確認すると安心だ。

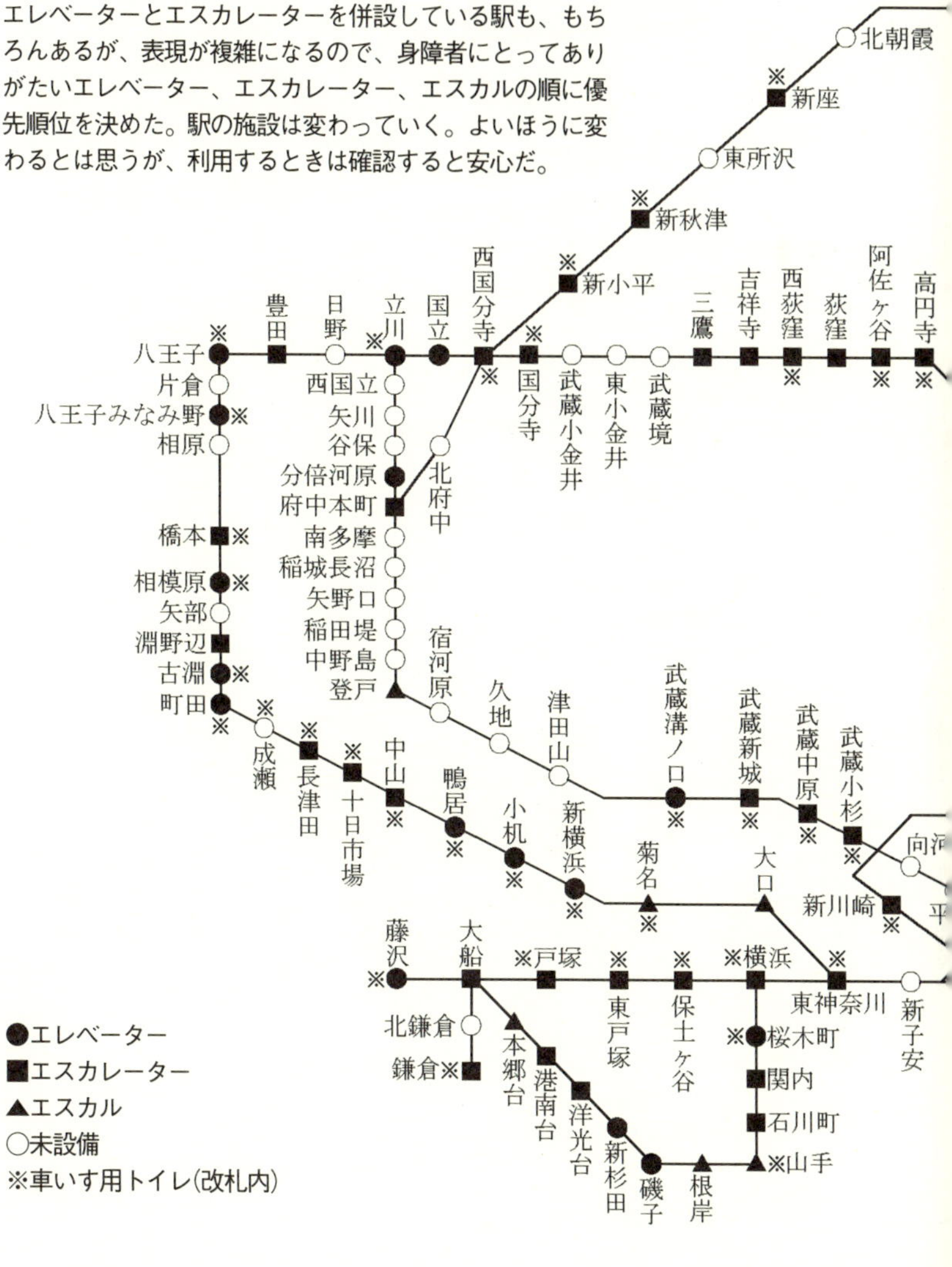

# 全国バリアフリー情報

1998年に私家版『これで安心　車いすで外出しよう（全国編）』を自費出版したとき掲載した20か所の自治体・団体に、あらためて問い合わせをしたが、在庫がなく、また更新する予定もないといった返事もあり、今回、紹介できる自治体・団体は11にとどまった。回答いただいた自治体・団体の中にも、「古くなっているので、現状と違っているところがあるかもしれない」と注意書きされているところもあった。利用するときは、そのあたりを理解しておきたい。一方で、マップ作りを継続されているところには、頭が下がる思いである。そのほか、交通機関のホームページのＵＲＬ、役立ちそうなネットのＵＲＬも併記した。

## 福祉マップを出している自治体・団体

**宮城県／杜の都のふれあいガイド**

発行●仙台市健康福祉局健康福祉部障害企画課
作成●（財）仙台市身体障害者福祉協会ふれあいガイドマップ編集委員会
形態●Ｂ５判の半分８１頁　　価格●無料（２００１年3月版）
ＴＥＬ●０２２－２１４－８１６５　ＦＡＸ●０２２－２２３－３５７３

**埼玉県／小江戸川越見る遊ぶ**

発行●川越市役所観光課
形態●Ａ２判の表裏　　価格●無料
ＴＥＬ●０４９－２４６－２０２７（川越市観光案内所）

**東京都／新宿車イスガイドブック　街へ飛び出せ !! 車イス**

発行●新宿区障害者団体連絡協議会　新宿身障明るい街づくりの会
形態●Ａ４判７４頁　　価格●１５００円（１９９７年5月版）
ＴＥＬ●０３－３２０３－３５７１（井口方）

**東京都／港区社会福祉協議会ボランティアセンター**では、「港区バリアフリータウンマップ」を３月末ホームページで公開、ホームページを抜粋したファイル形式の冊子も完成。

www.minato-cosw.net/syakyou/
ＴＥＬ●０３－３４３１－２０８１　ＦＡＸ●０３－３４３８－２７５５

**神奈川県／車いすガイドマップ　ヨコハマみんなの街**

発行●横浜市福祉局福祉のまちづくり課
作成●車いすガイドマップ作成委員会
形態●Ｂ５判１１０頁　　価格●無料
ＴＥＬ●０４５－６７１－２３８７　ＦＡＸ●０４５－６６４－３６２２

京都府／ハンディマップ京都
発行●京都市　編集●（社）京都市身体障害者団体連合会
作成●車いすガイドマップ作成委員会
形態●Ａ４判１５１頁　価格●無料（１９９６年７月版、１９９９年３月版）
ＴＥＬ●０７５－８０１－１９００（代）　ＦＡＸ●０７５－８２２－０７７０

兵庫県／神戸市バリアフリーガイドマップ　ときめきロード
発行●神戸市保健福祉局障害相談課　神戸市社会福祉協議会
形態●Ａ４判　価格●無料（２０００年３月版）
ＴＥＬ●０７８－３２２－５２２８　ＦＡＸ０７８－３２２－６０４４
（郵送希望の場合は、３１０円切手を同封のこと。〒650-8570 神戸市保健福祉局障害相談課）

高知県／高知市障害者ガイドマップ２００１
発行●高知市障害者ガイドマップ作成委員会
形態●データ編Ａ５判２０２頁・マップ編Ａ５判４７頁　価格●無料（２００１年版）
ＴＥＬ&ＦＡＸ●０８８－８７２－３８８０

長崎県／長崎市では、現在、新たな福祉マップを作成中。
平成１４年度中に完成の予定で準備しているとのこと。
ＴＥＬ●０９５－８２９－１１４１（長崎市福祉保健部障害福祉課）
ＦＡＸ●０９５－８２３－７５７１

福岡県／福岡市地下鉄ＳＵＢＷＡＹ　ＧＵＩＤＥ（地下鉄利用のご案内）
発行●（財）福岡市交通事業振興会
形態●Ｂ５判変形７３頁　価格●無料（１９９８年２月版）
ＴＥＬ●０９２－７４１－０１５１　ＦＡＸ●０９２－７７１－４１１０

沖縄県／沖縄県福祉保健部障害保健福祉課では、ホームページでバリアフリー情報の紹介などを行っている。www.pref.okinawa.jp/hwdpd/
ＴＥＬ●０９８－８６６－２１９０　ＦＡＸ●０９８－８６６－６９１６

## 交通機関等のホームページ

日本航空　www.jal.co.jp/
全日空　www.ana.co.jp/
日本エアシステム　www.jas.co.jp/
ＪＲ東日本　www.jreast.co.jp/
ＪＲ東海　www.jr-central.co.jp/
営団地下鉄　www.tokyometro.go.jp/
東京都交通局　www.kotsu.metro.tokyo.jp/
日本空港ビルデング（ビッグバード）　www.tokyo-airport-bldg.co.jp/
らくらくおでかけネット　ecomo.mri.co.jp/rakuraku/index/

# おわりに

障害をもってからというもの、情報の大切さを痛感している。

今回、この本を作るに際しても、教えられることがたくさんあった。なかでもインターネットは、多岐にわたる情報を与えてくれて素晴らしい。生き物のように変わり続ける街並みや駅や施設などの情報提供は、変化をすぐに伝えられるインターネットがすぐれているだろう。

しかし、高齢者や障害者の中には、パソコンのハードルが高いと感じる人もいるのではないだろうか。そうした人には、やはり本などの印刷物が向いていると思う。本は手にとりやすいし、情報を一覧できるよさがある。ただ、紙数に限りがあったり、リアルタイムに対応できない弱さがある。この本でも少ししかバリアフリー情報を掲載できなかったのが残念だ。これからはインターネットと本と、お互いの欠点を補って、うまく利用するのが賢い方法かもしれない。

でも本当はバリアフリーが当たり前になって、こうした情報がいらない社会が、いちばん望ましいのだけれど……。少しずつ全国にバリアフリー化が広がっているようなので、車いすで、どこにでも出かけられる二十一世紀になることを期待したい。

最後になったが、私がここまで来ることができたのも、多くの方々の援助や励ましが大きかったからこそだ。特に「病みて知る人生」を教えてくださったYさん、リハビリの重要性を教えていただいたMさん、リハビリ訓練をしてくださった先生方、いままでお会いした障害者の皆さん。こうした方々との出会いを通じて、励まされ、勇気づけられ、目標を立てることができた。

見守ってくれた家族や、親戚の方々にも感謝は尽きない。特に妻への感謝の気持ちは、言葉では言い尽くせないものがある。

また、今回ご協力いただいた各交通機関・航空会社・自治体の方々。お世話をかけた駅員さんや空港のスタッフの方々。そして、街なかで困っているとき手を差しのべてくれた見ず知らずの方々。それに、この本を企画・出版していただいた方々……。

これら多くの方々へ、この場を借りて、心より「ありがとう」と、お礼申し上げたい。

二〇〇二年五月

佐藤俊彦

bon voyage!

【著者紹介】

佐藤俊彦（さとう　としひこ）

1940年、広島県広島市生まれ。51歳のとき脳幹部出血に倒れる。車いす生活を余儀なくされるが、地道にリハビリを続け、外出や旅行に役立つ車いす用のトイレマップ・交通機関のバリアフリー情報を作成し、自費出版。現在も妻とともに好きな旅行を続けている。


車いすで旅に出よう！

2002年7月30日　第1刷発行　　（定価はカバーに表示してあります）

著　者　佐藤　俊彦

発行者　稲垣　喜代志

発行所　名古屋市中区上前津2-9-14　久野ビル　振替00880-5-5616　電話052-331-0008　風媒社

乱丁・落丁本はお取り替えいたします。　＊印刷・製本／モリモト印刷

ISBN4-8331-3132-3

# 風媒社の本

---

塚本義次著

## 車いすの旅行ガイド

●中部・関西版

定価（2300円＋税）

備えあれば憂いなし，心強い旅のサポートを見つけよう！　車いすの貸出しや玄関・通路の段差の有無などを細かくチェック。「どれだけ人にやさしいか」を基準に選ばれた，障害者・高齢者におすすめの宿泊施設ガイド。掲載エリアは中部・関西地域。

---

中村儀朋編著

## さくら道〈新訂版〉

●太平洋と日本海を桜で結ぼう

定価（1437円＋税）

平和への祈りを託して，名古屋・金沢間に2000本の桜を植えつづけ，病のため47歳の短い生涯を閉じた国鉄バス名金線車掌佐藤良二さんのひたむきな生涯を，残された膨大な手記をもとにつづる感動の書。神山征二郎監督「さくら」原作。

---

桑原恭子著

## 生きよ淡墨桜

●前田利行の反骨の生涯

定価（1515円＋税）

失敗したら腹切り覚悟！　岐阜県根尾村，山里の春を彩る樹齢1400年の「淡墨桜」。枯死寸前の老桜は決死の大手術に耐え，見事蘇った。「日本の春を守った」土佐出身のハイカラ歯科医師，前田利行の波乱とロマン横溢する破天荒な生きざまを描く。

---

山中恒／山中典子著

## 患者は客だ！

●正しい医者の選び方教えます

定価（1500円＋税）

児童読みもの作家である著者夫妻が，自らのがん・心臓病体験を基に，“医者”の専横がまかり通る日本の医療のあり方を問い直す。“医者語の不思議”“かばいあう医者たち”“病気と闘う前に破産する！”等々……，痛快で役に立つ正しい医者・病院の選び方。

---

淺井貴代子　AJU自立の家共編

## 地域で住まう
## やっと実現！玄関のあるくらし

定価（2000円＋税）

「もっと自由にくらしたい」「私だけの家を持ちたい」。そんな夢を実現した重度障害者の方々のリフォーム実例集。社会に開かれた生活を可能にする発想とさまざまな工夫を＜リフォーム編＞＜道具編＞＜パーツ編＞など，具体的・実用的に紹介。

---

山田昭義・星野広美編

## バリアフリーの住まいをつくる

定価（2000円＋税）

高齢者／障害者に住みやすく，社会に開かれた住環境整備の具体的な在り方を，保健・福祉・医療・建築それぞれの分野の専門家が解説。住宅リフォームの具体例，介護サービスの利用法から家づくりの理念までを分かりやすく説く連続講座を収録。

---

※価格に消費税は含まれていません。